中国医学临床百家

李 非 / 著

急性胰腺炎局部并发症

李非 2017 观点

科学技术文献出版社
SCIENTIFIC AND TECHNICAL DOCUMENTATION PRESS

·北京·

图书在版编目（CIP）数据

急性胰腺炎局部并发症李非2017观点 / 李非著. —北京：科学技术文献出版社，2017.10（2018.11重印）

ISBN 978-7-5189-3341-9

Ⅰ.①急…　Ⅱ.①李…　Ⅲ.①急性病—胰腺炎—并发症—诊疗　Ⅳ.①R576

中国版本图书馆 CIP 数据核字（2017）第 228493 号

急性胰腺炎局部并发症李非2017观点

策划编辑：彭　玉　　责任编辑：彭　玉　　责任校对：张吲哚　　责任出版：张志平

出　版　者	科学技术文献出版社
地　　　址	北京市复兴路15号　　邮编　100038
编　务　部	（010）58882938，58882087（传真）
发　行　部	（010）58882868，58882870（传真）
邮　购　部	（010）58882873
官方网址	www.stdp.com.cn
发　行　者	科学技术文献出版社发行　全国各地新华书店经销
印　刷　者	北京虎彩文化传播有限公司
版　　　次	2017 年 10 月第 1 版　2018 年 11 月第 3 次印刷
开　　　本	710×1000　1/16
字　　　数	68千
印　　　张	7.75
书　　　号	ISBN 978-7-5189-3341-9
定　　　价	68.00元

序
Foreword

韩启德

　　欧洲文艺复兴后，以维萨利发表《人体构造》为标志，现代医学不断发展，特别是从 19 世纪末开始，随着科学技术成果大量应用于医学，现代医学发展日新月异，发生了根本性的变化。

　　在过去的一个世纪里，我国现代化进程加快，现代医学也急起直追。但由于启程晚，经济社会发展落后，在相当长的时期里，我国的现代医学远远落后于发达国家。记得 20 世纪 50 年代，我虽然生活在上海这个最发达的城市里，但是母亲做子宫切除术还要到全市最高级的医院才能完成；我患猩红热继发严重风湿性心包炎，只在最严重昏迷时用过一点青霉素。20 世纪 60—70 年代，我从上海第一医学院毕业后到陕西农村基层工作，在很多时候还只能靠"一根针，一把草"治病。但是改革开放仅仅 30 多年，我国现代医学的发展水平已经接近发达国家。可以说，世界上所有先进的诊疗方法，中国的医生都能做，有的还做得更好。更为可喜的是，近年来我国医学界开始取得越来越多的原创性成果，在某些点上已经处于世界领先地位。中国医生已经不再盲从发达国家的疾病诊疗指南，而能根据我们自己的经验和发现，根据我国自己的实际情况制定临床标准和规范。我们越来越有自己的东西了。

要把我们"自己的东西"扩展开来，要获得越来越多"自己的东西"，就必须加强学术交流。我们一直非常重视与国外的学术交流，第一时间掌握国外学术动向，越来越多地参与国际学术会议，有了"自己的东西"也总是要在国外著名刊物去发表。但与此同时，我们更需要重视国内的学术交流，第一时间把自己的创新成果和可贵的经验传播给国内同行，不仅为加强学术互动，促进学术发展，更为学术成果的推广和应用，推动我国医学事业发展。

我国医学发展很不平衡,经济发达地区与落后地区之间差别巨大,先进医疗技术往往只有在大城市、大医院才能开展。在这种情况下,更需要采取有效方式,把现代医学的最新进展以及我国自己的研究成果和先进经验广泛传播开去。

基于以上考虑,科学技术文献出版社精心策划出版《中国医学临床百家》丛书。每本书涵盖一种或一类疾病,由该疾病领域领军专家撰写,重点介绍学术发展历史和最新研究进展,并提供具体临床实践指导。临床疾病上千种,丛书拟以每年百种以上规模持续出版,高时效性地整体展示我国临床研究和实践的最高水平,不能不说是一个重大和艰难的任务。

我浏览了丛书中已经完稿的几本书,感觉都写得很好,既全面阐述有关疾病的基本知识及其来龙去脉,又介绍疾病的最新进展,包括笔者本人及其团队的创新性观点和临床经验,学风严谨,内容深入浅出。相信每一本都保持这样质量的书定会受到医学界的欢迎,成为我国又一项成功的优秀出版工程。

《中国医学临床百家》丛书出版工程的启动,是我国现代医学百年进步的标志，也必将对我国临床医学发展起到积极的推动作用。衷心希望《中国医学临床百家》丛书的出版取得圆满成功！

　　是为序。

作者简介
Author introduction

　　李非，医学博士，主任医师，教授，博士研究生导师。1984年毕业于首都医科大学医疗系，1994年被公派赴日本川崎医科大学消化器外科留学。现任首都医科大学宣武医院普外科主任、外科实验室主任、外科教研室主任。中华医学会外科学分会常委、中华医学会外科学分会胰腺外科学组委员，中华医学会北京分会外科学分会委员，北京医学会外科学分会委员，中国医师协会外科医师分会委员、中国医师协会外科医师分会结直肠外科医师委员会委员、中国医师协会结直肠肿瘤专业委员会委员，中国医疗保健国际交流促进会常委、中国医疗保健国际交流促进会腔镜内镜分会委员、中国医疗保健国际交流促进会结直肠癌肝转移治疗专业委员会常委，中国研究型医院学会加速康复外科专业委员会常委、中国研究型医院学会胰腺疾病专业委员会副主任委员、中国研究型医院学会胰腺疾病专业委员会急性胰腺炎学组委员、中国研究型医院学会消化道肿瘤专业委员会常委，中国医学装备协会外科医学装备分会委员，北京医师协会普外科专科医师分会副会长、北京医师协会普通外科专家委员会副主任委员。

为北京市卫生局"十百千"十层次卫生人才、北京市卫生系统高层次卫生技术人才培养计划学科带头人。

担任《中华肝胆外科杂志》副总编辑，《中华外科杂志》《中国实用外科杂志》《中华普通外科杂志》《中华胰腺病杂志》《国际外科学杂志》《中华结直肠疾病电子杂志》编委。

承担国家自然科学基金、"十一五"课题、北京市科委重大攻关项目、北京市自然科学基金等项目。发表论文 200 余篇，其中 SCI 论文 40 余篇。

前 言

急性胰腺炎（acute pancreatitis，AP），特别是重症急性胰腺炎的诊治仍是临床的棘手问题。AP局部并发症显著影响病人转归。目前，在实际临床工作中，对AP局部并发症的处理呈现百花齐放的局面。不同的国家、地区、单位、科室，甚至不同的医师对AP局部并发症可能会采取不同的诊治策略。各家都有自己成功的经验，也有失败的教训。归根结底，AP的诊治均需遵照中华医学会外科分会胰腺外科学组2014年制定的《急性胰腺炎诊治指南》的基本原则。

依据最新的指南，AP局部并发症主要包括急性胰周液体积聚（acute peripancreatic fluid collection，APFC）、急性坏死物积聚（acute necrotic collection，ANC）、包裹性坏死（walled-off necrosis，WON）及胰腺假性囊肿。以上每种局部并发症都存在无菌性及感染性两种情况。本书从外科的角度阐述了AP局部并发症的处理时机，不同的治疗措施，包括经皮穿刺置管引流、内镜、微创外科手段及传统开腹手术的治疗效果。另外，本书还涉及 AP 外科手术并发症，如胰瘘、消化道瘘、出血及乳糜漏等的基本处理原则。对病因学的治疗是影响 AP 局部并发症发生及转归的重要因素，因此，也在本书中加以阐述。

首都医科大学宣武医院自 2011 年确立了以微创外科为中心的 AP 局部并发症处理策略。建立了以解剖学、影像学为指导，以视频辅助清创为主要手段，以降低患者死亡率为主要目标的完善的诊治体系。多年来，接收了大量从全国各地转诊而来的疑难患者，治疗成功率居于全国领先水平，获得国内同行的广泛认可。

首都医科大学宣武医院普通外科自 20 世纪 80 年代即确立了以胰腺疾病，特别是 AP 为重点的临床研究方向。在 AP 病因学、发病机制、早期复苏及后期并发症的诊治方面有着持续深入的研究。受到首都医学发展科研基金、北京市医院管理局"扬帆"计划及北京市科委首都特色基金重点项目的持续资助。

近年来，AP 局部并发症的治疗进展迅速，同时受时间、精力、能力限制，我虽尽全力，疏漏之处在所难免。不当之处，敬请斧正。

李非

目 录

Contents

急性胰腺炎局部并发症定义的历史沿革与更新

急性胰腺炎（acute pancreatitis，AP）是临床常见的急腹症。大多数急性胰腺炎患者的疾病转归呈良性的趋势，恢复后并不会遗留严重的长期后遗症。但是，约有20%的急性胰腺炎患者在其病程中会出现并发症，疾病最终转归不佳。特别在急性胰腺炎局部并发症继发感染后，根据以往的数据统计，病死率高达20%～30%。急性胰腺炎导致的死亡存在一种"双峰"的属性，即发生在疾病进程中的最初阶段因全身炎症反应综合征（systemic inflammatory response syndrome，SIRS）或多器官功能衰竭（multiple organ failure，MOF）所造成的死亡，以及发病几周后因感染和脓毒症所造成的死亡。有文献报道，胰腺坏死和其继发的并发症占急性胰腺炎患者死亡病因的70%～86%。因而急性胰腺炎局部并发症对预后有着重要影响。

自确立外科在治疗急性胰腺炎并发症中主导地位的近半个

世纪以来，大致经历了从早期手术引流、针对胰腺坏死感染手术到针对特殊病例早期手术等三个主要的历史阶段，而每一个阶段治疗观点上的变革，都在一定程度上降低了胰腺炎并发症的病死率。与 20 世纪 70 年代总体病死率 40% 以上相比，近年来其病死率已下降至 10% ～ 20%。应当说，进步是巨大的，但仍然难以令人满意。回顾外科治疗急性胰腺炎局部并发症的历史，每一次治疗观点的变革、技术的进步及疗效的改善，都是在实践、探索、认识和总结经验的基础上逐步实现的。而每次探索、讨论的内容又集中地反映了急性胰腺炎局部并发症治疗方案的进步与技术的进展，这也正是急性胰腺炎局部并发症治疗效果实现实质性突破的希望所在。

本节将重点阐述近年来急性胰腺炎局部并发症定义的演变，帮助提高临床工作中的医师提高对急性胰腺炎局部并发症的认识。

1. 急性胰腺炎早期外科治疗死亡率极高

自 1889 年 Fitzz 首先对胰腺炎做了较全面地描述，到 1963 年 Watts 等首次对胰腺炎进行胰腺切除，这 74 年间急性胰腺炎治疗的转归一直存在着争论。胰腺切除治疗急性胰腺炎的成功揭开了外科治疗急性胰腺炎的历史。由于当时对急性胰腺炎的分类、病理进展机制认识的局限，针对急性胰腺炎主要采用早期手术引流，胰腺坏死清除、切除的手术方式，从而导致极高的手术死亡率，这种状况一直持续了 20 多年。

2. 急性胰腺炎亚特兰大分型具有划时代意义

1984 年在法国马赛召开的第二届国际胰腺炎研讨会，第一次将急性胰腺炎分为水肿型和出血坏死型。水肿型胰腺炎常不需要手术，而出血坏死型胰腺炎则仍以早期手术为主。对急性胰腺炎坏死的病理过程和细菌感染的关系开始有明确认识的应首推Beger，他总结了 1099 例急性胰腺炎病例，于 1991 年提出将其分为 4 类：间质 – 水肿型、坏死型、脓肿及假性囊肿，进而把坏死型分为无菌性和感染性。以此为基础，1992 年亚特兰大第四届国际胰腺炎专题研讨会提出了具有划时代意义的《以临床为基础的关于急性胰腺炎的分类法》，将急性胰腺炎的轻型、重型，急性液体积聚，坏死，急性假性囊肿，胰腺脓肿的概念、定义、病理、临床表现做出了明确的说明，并提出应结合 APACHE Ⅱ评分对患者的整体情况做出评估，将急性胰腺炎伴有脏器功能衰竭和（或）局部并发感染性坏死，脓肿伴全身性感染症，Ranson标准 ≥ 3 项或 APACHE Ⅱ评分 ≥ 8 分者定义为重症急性胰腺炎。后来 1999 年希腊圣托里尼会议做出了一些补充，前后经过 36 年才将这个复杂的问题理顺。至此，标准的统一使各家资料有了可比性。而在其治疗上，较为一致的观点是对重症急性胰腺炎采用以感染性坏死为主要外科手术指征的综合治疗。

继发于胰腺急性炎症后的局部并发症较为常见，性状及数量多且有不确定性，与胰管的破裂、胰液外溢相关，破裂部位即为液体积聚的部位，左侧腹及胰尾区域多见，持续存在的积液提示有胰瘘发生的可能。在对急性胰腺炎局部并发症的认识方面，从1984 年在法国马赛举行的关于急性胰腺炎的第一次多学科讨论会起，急性胰腺炎多种多样的临床表现的定义与分类经历了一系列的改变。

然而，1990 年以前，对于急性胰腺炎局部并发症的认识较为混乱，以"胰腺脓肿"为例，有学者回顾 1956 年至 1987 年间45 篇提及急性胰腺炎局部病变的文献，仅有 11 篇明确提出了"胰腺脓肿"的定义，且所有定义均不相同。

国际上，1992 年亚特兰大会议制定的急性胰腺炎分类系统（简称亚特兰大分类标准）首次对急性胰腺炎局部并发症做出了定义。以增强 CT 为代表的影像技术的迅速发展，以及经皮穿刺引流、内镜下引流、微创手术引流等微创技术的发展为急性胰腺炎患者的临床诊治提供了有力的支持，故临床工作者对其局部并发症的认识发生了变化。此次标准定义的急性胰腺炎局部并发症包括急性液体积聚（acute fluid collection）、急性假性囊肿（acute pseudocyst）、胰腺及胰周组织坏死（pancreatic necrosis）、胰腺脓肿（pancreatic abscess）4 种情况，而同时期的国内指南亦多如此分类。

急性液体积聚发生在疾病进程的最初，位于胰腺或胰周的组织。急性液体积聚在重症急性胰腺炎患者中的发生率为30% ～ 50%，但有超过一半的患者可自行好转。急性液体积聚往往是发生急性假性囊肿或胰腺脓肿的前提。主要通过影像学技术进行诊断。与急性假性囊肿或胰腺脓肿不同的是，急性液体积聚在影像上的范围缺少明确的囊壁。

急性假性囊肿因胰腺周围的液体被非上皮组织包裹所形成，多呈圆形或卵圆形，CT 或超声下可见完整的囊壁。囊壁多由纤维组织或肉芽组织所形成，而囊液多为无菌液体且有较高的淀粉酶值。一般急性假性囊肿多需要 4 周以上的时间才能形成囊壁。囊肿内可有细菌存在，但常没有明显的临床感染表现。当囊肿继发感染时，即为胰腺脓肿。

胰腺及胰周组织坏死指局限的或弥漫的胰腺实质或胰周脂肪组织坏死，在强化 CT 检查中有大于 3cm 的动脉期未被强化的胰腺组织或累计大于 30% 胰腺组织区域，被认为胰腺及胰周组织坏死。临床上需仔细区分无菌性坏死及感染性坏死，发生感染性坏死的患者病死率约是无菌性坏死的 3 倍以上。诊断感染性坏死的最好方式是经皮穿刺后的细菌学检测。无菌性坏死无需外科处理，而感染性坏死必须外科引流。

胰腺脓肿指腹腔内界限清楚的包裹脓液，通常位于胰周，在过去"胰腺脓肿"指所有的胰腺感染。胰腺脓肿通常为细菌或真菌感染。胰腺脓肿多发生于起病后 4 周或更久，临床表现主要以脓毒症为主，而仅包含少量或不包含坏死的胰腺组织。这是胰腺脓肿区别感染性坏死之处。

此外，此次会议同时废除了蜂窝织炎（phlegmon），感染性假囊肿（infected pseudocyst）及持续性急性胰腺炎（persistent acute pancreatitis）的概念。

3. 我国学者不断更新《中国急性胰腺炎诊治指南》

国内有关急性胰腺炎局部并发症相关概念的讨论起自1984年的全国胰腺外科会议，由于意见与观点的不一致，经过近8年时间的反复论证，中华医学会外科学分会胰腺外科学组在1992年第四届全国胰腺外科学术会议上提出了《重症急性胰腺炎临床诊断及分级标准》。其中关于急性胰腺炎局部并发症的定义如下。

急性液体积聚指发生于胰腺炎病程的早期，位于胰腺内或胰周，无囊壁包裹的液体积聚，通常依靠影像学检查发现。影像学上显示为无明显囊壁包裹的急性液体积聚，多会自行吸收，少数可发展为急性假性囊肿或胰腺脓肿。在治疗上急性液体积聚多会自行吸收，无须手术，也不必穿刺。

胰腺及胰周组织坏死指胰腺实质的弥漫性或局灶性坏死，伴有胰周脂肪坏死。胰腺坏死根据感染与否又分为感染性胰腺坏死和无菌性坏死。增强CT是目前诊断胰腺坏死的最佳方法。在静脉注射增强剂后，坏死区的增强密度不超过50Hu（正常区的增强密度为50～150Hu）。只有坏死感染经加强治疗观察24h效果不佳，一般情况继续恶化时才需做手术，手术为坏死组织清除术加局部灌洗引流。对无临床症状的无菌坏死，严密观察，不要急于穿刺或手术。

急性胰腺假性囊肿指急性胰腺炎后形成的有纤维组织或肉芽囊壁包裹的胰液积聚。急性胰腺炎患者的假性囊肿少数可通过触诊发现，多数可通过影像学检查确定诊断。常呈圆形或椭圆形，囊壁清晰。囊肿小于 6cm，无症状，不做处理，随访观察。若出现症状或体积增大，可以先行经皮穿刺引流术；若继发感染则需要行外引流术；囊肿大于 6cm，做 B 超、CT、MRI 检查证实确实无感染坏死组织块者，可行经皮穿刺引流术。囊肿经过 3个月仍不吸收者，行内引流术，术前可行内镜逆行胰胆管造影术（endoscopic retrograde cholangiopancreatography，ERCP）检查，明确假性囊肿与主胰管的关系。

胰腺脓肿为发生于急性胰腺炎胰腺周围的包裹性积脓，含少量或不含胰腺坏死组织。感染征象是其最常见的临床表现。其发生于重症胰腺炎的后期，常在发病后 4 周或 4 周以后。有脓液存在，细菌或真菌培养阳性，含极少或不含胰腺坏死组织，这是区别于感染性坏死的特点。胰腺脓肿多数情况下是由局灶性坏死液化继发感染而形成的。胰腺及胰外侵犯区经临床及 CT 证实确有脓肿形成者，应立即做手术引流。

1996 年在贵阳举行的第六届全国胰腺外科学术会议（以下简称贵阳会议）上，出席会议的专家们认为急性胰腺炎的分类和分级标准应该与国际接轨，于是提出了第二次方案。此次的方案参考 1992 年的亚特兰大分类标准，结合了我国的具体经验，反映了我国外科界对急性胰腺炎的近代认识。而贵阳会议主要针对急性胰腺炎严重程度的分级做出了部分修正，对于急性胰腺炎局部并发症的定义依旧沿用了以往急性液体积聚、胰腺及胰周组织坏死、急性胰腺假性囊肿、胰腺脓肿的概念。

在贵阳会议的基础上，中华医学会外科学分会胰腺外科学组于 1998 年拟定了《重症急性胰腺炎诊治规范初稿》，并于同年在成都召开的第七届全国胰腺外科学术会议上进行了讨论。经过进一步的完善和充实，2000 年在杭州召开的第八届全国胰腺外科学术会议制定了《重症急性胰腺炎诊疗草案》。2004 年又针对该草案进行修订，制定了《2004 重症急性胰腺炎诊疗指南（征求意见稿）》。在这其中对急性胰腺炎局部并发症的定义与治疗原则并没有做出较大的修改。

4. 亚特兰大分类修订版能够更准确地定义急性胰腺炎局部并发症

经过 2 年的实践检验，无论国际还是国内，上述急性胰腺炎局部并发症的分类虽然反映出胰腺局部的病理变化，但仍显特异性不足，由 CT 影像往往也难以做出准确鉴别，在与每一具体情况相对应的诊断、治疗及预后方面，关联性不强，各种情况多有交叉，不够确切。鉴于此，近 10 余年来，不断有源于国际各种机构的指南发表，"急性胰腺炎分类工作组（Acute Pancreatitis Classification Working Group）"亦对 1992 亚特兰大分类标准进行了较为全面的补充修订，于 2007 年进行了基于网络形式的商讨，以确保胰腺病学家的广泛参与。首次会议之后，工作组向 11 个国家和国际性的胰腺学会函寄了修订草案，该草案被转发给所有相关成员，根据反馈意见再次做出修订，经历 3 次以网络为基础的讨论，以有文献支持的证据为基础，最后形成共识。修订后的共识将急性胰腺炎局部并发症分为 4 种类型，如表 1 所示。

表 1　急性胰腺局部并发症分类

发病≤ 4 周	发病> 4 周
急性胰周液体积聚（APFC）	胰腺假性囊肿
无菌性 APFC	无菌性胰腺假性囊肿
感染性 APFC	感染性胰腺假性囊肿
急性坏死物积聚（ANC）	包裹性胰腺坏死（WOPN）
无菌性 ANC	无菌性 WOPN
感染性 ANC	感染性 WOPN

原亚特兰大分类标准将无并发症的间质性胰腺炎和有"局部并发症"的急性胰腺炎区分开来，这种区分（局部并发症无或有）是有意义的。目前对不同局部并发症的自然病程和临床结局已有更为深入的认知和描述，在此基础上建立了新的、更加客观的急性胰腺炎局部并发症的定义：局部并发症包括急性胰周液体积聚，胰腺假性囊肿，急性坏死物积聚和包裹性胰腺坏死。

（1）急性胰周液体积聚：液体积聚通常发生在胰腺炎的早期阶段。增强 CT 下急性胰周液体积聚特点是无囊壁、均质、局限于腹膜后正常筋膜内，并可多发，大多是保持无菌状态，无需干预常可自行消退。当局部急性胰周液体积聚持续超过 4 周，则有发展成为胰腺假性囊肿的可能，但在急性胰腺炎中较为罕见。消退或无症状的急性胰周液体积聚不需要治疗，其本身也非重症急性胰腺炎的构成因素。

（2）胰腺假性囊肿是指位于胰周的液体积聚（偶尔可部分或全部在胰腺实质内）。胰腺假性囊肿有囊壁包裹，其内不含实性成分。通常可基于上述形态学标准进行诊断。如抽取囊内容物检测，淀粉酶活性常有显著升高。胰腺假性囊肿是由主胰管或分支胰管的破裂所致，而无任何胰腺实质的坏死，由此渗漏的胰液大约在 4 周以后形成持续而局限的液体积聚。当充满液体的腔内存在明显的实性坏死组织时，则不应使用假性囊肿这一定义。增强 CT 最常用于描述假性囊肿的影像学特征，但也常需 MRI 或超声检查以确认其内不含实性成分。

（3）急性坏死物积聚指在发病前 4 周，包含一定数量液体和坏死组织的积聚，以此与急性胰周液体积聚相鉴别。坏死可累及胰腺实质和（或）胰周组织。急性坏死物积聚的增强 CT 表现为其内包含有不等量的实性坏死组织和液体，可多发，并可分隔。其与急性胰周液体积聚的区别在于急性坏死物积聚源于坏死性胰腺炎 [胰腺实质和（或）胰周组织坏死]，其内含有坏死组织。急性坏死物积聚可能与胰实质坏死区域的主胰管断裂有关，并可继发感染。

（4）包裹性胰腺坏死是由炎症反应增生构成的囊壁包裹坏死

组织组成。为成熟的包裹性胰腺和（或）胰周坏死物积聚，并有境界清楚的炎性囊壁，通常在坏死性胰腺炎发病 ≥ 4 周后形成。包裹性胰腺坏死源于胰腺实质和（或）胰周组织的坏死，可继发感染，病灶可多发，并可在远离胰腺的区域发生。由于增强 CT 有时难以鉴别液性或实性成分，胰腺及胰周的坏死可能被误诊为胰腺假性囊肿。因此可能需要 MRI、经腹超声或超声内镜检查进行鉴别。

　　本分类中，对单纯的液体积聚和那些含有实体成分（也含有不等数量液体）的坏死积聚重点进行了鉴别。此外本共识强调了感染性坏死的感念，即由患者的临床表现或增强 CT 显示积聚内存在气体，可诊断为急性坏死物积聚或包裹性胰腺坏死合并感染（感染性坏死）。

　　本共识是对原亚特兰大急性胰腺炎分类标准的修订和更新，重点强调急性胰腺炎是一个不断变化的、动态的过程，在其发展过程中严重程度可发生改变，并且准确地定义局部并发症，包括胰内或胰周液性积聚或实性坏死、有无感染等问题。

参考文献

1. 急性胰腺炎协作组. 中国 6223 例急性胰腺炎病因及病死率分析. 胰腺病学，2006，6（6）：321-325.

2. Banks PA, Bollen TL, Dervenis C, et al.Classification of acute pancreatitis-2012: revision of the Atlanta classification and definitions by international consensus. Gut,

2013，62（1）：102-111.

3. Mier J，León EL，Castillo A，et al.Early versus late necrosectomy in severe necrotizing pancreatitis. Am J Surg，1997，173（2）：71-75.

4. Frey C，Reber HA.Clinically based classification system for acute pancreatitis. Pancreas，1993，8（6）：738-740.

5. 中华医学会外科学分会胰腺外科学组．重症急性胰腺炎临床诊断及分级标准（试行稿，1991）．肝胆胰脾外科杂志，1995，1：32.

6. 中华医学会外科学分会胰腺学组．急性胰腺炎临床诊断及分级标准（1996年第二次方案）．中华外科杂志，1997，35（12）：773-775.

7. 张太平，赵玉沛，王莉．第七届全国胰腺外科学术研讨会纪要．中华外科杂志，1999，37：149-150.

8. 中华医学会外科学分会胰腺外科学组．重症急性胰腺炎诊疗草案．中华消化杂志，2001，21（10）：622-623.

9. 张圣道．2004重症急性胰腺炎诊疗指南（征求意见稿）——2000重症急性胰腺炎诊疗草案修订．第十届全国胰腺外科学术研讨会论文集，2004.

急性胰腺炎局部并发症的诊断

急性胰腺炎局部并发症分类方法随着医学的发展不断更新，既往依据胰腺周围液体积聚情况将其分为急性液体积聚、胰腺坏死、假性囊肿和胰腺脓肿4种情况，但经过临床实践发现其比较容易引起混淆。因此，《亚特兰大分类标准（修订版）》及中华医学会外科学分会胰腺外科学组在2014年制定的《急性胰腺炎诊治指南》将其进行重新分类，主要包括以下四种：①急性胰周液体积聚（acute peripancreatic fluid collection，APFC）：发生于病程早期，表现为胰周或胰腺远隔间隙液体积聚，并缺乏完整包膜，可以单发或多发。②急性坏死物积聚（acute necrotic collection，ANC）：发生于病程早期，表现为混合有液体和坏死组织的积聚，坏死物包括胰腺实质或胰周组织坏死。③包裹性坏死（walled-off necrosis，WON）：是一种包含胰腺和（或）胰周坏死组织且具有界限清晰的炎性包膜的囊实性结构，多发生于AP起病4周后。④胰腺假性囊肿：有完整非上皮性包膜包裹的液体积聚，起病 4 周后假性囊肿的包膜逐渐形成。以上每种局部并发症存在无菌性及感染性两种情况，其中 ANC 和 WON 继发感染称为感染性胰腺坏死（infected pancreatic necrosis，IPN）。

5. 急性胰周液体积聚

APFC 可见于 30% ～ 50% 的急性胰腺炎患者，其特点为液体积聚边界不清，形态不规则，多无囊壁，因不合并胰腺坏死，故无实性成分。APFC 的成因源于分支胰管的破裂或胰腺及胰周组织的渗出，积液多为无菌性，富含蛋白质，可合并有较高浓度的胰酶，亦可合并出血及感染。且范围大小不一，常以左侧腹多见。较大的 APFC 多位于肾前间隙或网膜囊内，偶可见于结肠系膜甚或盆腔及纵隔。影像学方面增强 CT 多可明确诊断，可见胰周液性暗区，密度为 20 ～ 40 Hu，胰腺可呈正常或水肿，也可有局灶坏死。发病前 2 周内 APFC 与 ANC 有时较难鉴别，可保守治疗后重复 CT 或 MRI 检查，多可鉴别诊断。APFC 多可于数周内自行吸收，故可保守治疗，除非疑有合并感染，一般无需穿刺引流。

6. 急性坏死物积聚

多发生于重症急性胰腺炎发病 4 周以内，其特点主要为既包括液性成分，亦有坏死的实性成分，与胰管可有交通。ANC 可合并感染，疑有感染时可行细针穿刺证实。对无菌性 ANC，不建议穿刺或引流，以免发生感染。

7. 包裹性坏死

WON 类似于假性囊肿的病理机制，坏死组织被较厚的纤维结缔组织包裹，与胰管可有交通。既往对此类型之命名有：局限性胰腺坏死、亚急性胰腺坏死、假性囊肿合并坏死等。增强 CT 在鉴别胰周脂肪坏死及液体积聚方面敏感性欠佳，MRI 及内镜超声具有优势。胰腺 WON 灶在 MRI 上最具特征性的表现是见到包裹性积液内含非液性物质，它们呈破絮状、藕丝状、条带状组织碎片影游离、漂浮其中，且增强扫描不强化。这种非液性物质是胰腺和胰外组织残渣和坏死的胰周脂肪组织，其在 CT 上难以分辨，而 MRI 上可非常清晰地显示。如胰体尾主胰管走行至累及胰颈、胰体的 WON 病灶处"中断且相连"，即主胰管中断并通连征，它是主胰管走行至 WON 病灶处破裂致使部分胰内实质坏死液化的影像学表现。若坏死液化的胰内（胰颈或胰体）WON 灶的两侧同时显示出主胰管相连的影像时，则呈"主胰管贯通征"，这一征象类似于肿块型慢性胰腺炎胰内肿块所见的主胰管穿通征。胰腺 WON 患者后期容易并发感染，这是急性胰腺炎的第二个死亡高峰期。临床上此期患者出现高热、呼吸加快、白细胞增高、心动过速等表现，断面成像可发现气泡征、气液平，但此征象出现率不高。故影像学未见气泡征但临床怀疑 WON 合并感染时，需行细针穿刺抽吸检查确诊。

8. 胰腺假性囊肿

临床表现主要为①囊内高压症状：包括上腹胀满感、持续性疼痛，可涉及肋腰腹部。②囊肿压迫症状：压迫胃及十二指肠引起胃排空功能障碍；位于胰头部的假性囊肿可压迫胆总管下端，可出现黄疸。③感染症状：囊内的感染可引起发热、疼痛和包块胀大。④消耗性症状：急、慢性炎症所致的消耗可使患者明显消瘦、体重下降等。⑤并发症症状：假性囊肿有时破裂引起急性弥漫性腹膜炎，或者引起胰源性腹水；有时侵蚀血管引起囊内大出血，囊内出血偶有经胰管进入消化道。

根据囊肿所在部位和大小，体检时可以有不同的发现。小的胰腺假性囊肿常不易触到，大的胰腺假性囊肿常可以在上腹部触及其顶部，边界清晰，表面光滑，移动度小，有时可以检出囊性感，深压时往往有压痛，如继发感染往往有触痛或腹膜刺激征。

患者的血清试验价值有限。血淀粉酶和脂肪酶水平经常升高，但也可在正常范围内。血淀粉酶持续增高提示病变仍在进展。如有胆管结石或假性囊肿压迫胆管，可出现肝功能异常。囊肿液检测时，如果淀粉酶明显增高，提示有假性囊肿可能；如果癌胚抗原（CEA）和 CA-199 明显增高，应考虑囊性肿瘤。

目前假性囊肿的诊断主要依赖于影像学检查结果，包括经腹超声、超声内镜、CT、MRI（MRCP）、ERCP 等。

超声检查诊断假性囊肿安全、简便、经济、无创，敏感度高达 75%～90%，应作为首选检查方法。检查假性囊肿典型的声像图表现为：①胰腺局部或胰腺周围出现无回声暗区，边界清晰。②囊肿边缘光整，多呈圆形或椭圆形，哑铃形或不规则形较少见。囊肿多为单房，部分囊肿内可有分隔并形成多房。③囊壁厚薄不一，囊肿后壁及后方回声增强。囊内透声性好，有时可见絮状回声或组织碎屑沉积回声。④如囊肿与胰管相通，则可见液性暗区与胰管相通。⑤在较大的假性囊肿壁上，彩色多普勒超声（CDFI）可显示微弱的星点样血流信号。在 AP 后假性囊肿形成的早期，囊内回声多变，这是囊内存在坏死物及组织碎屑的缘故，可随时间进展而缓慢吸收，多见于急性坏死性胰腺炎。假性囊肿伴发出血或感染时，声像图表现更为复杂。其缺点在于肠道气体的阻挡、操作者经验的限制等。经腹超声的阴性预测价值不高（约为 9%），特别是对于 < 2cm 的病变。彩色多普勒的引入使囊肿周围血管能够更好地显影，为经皮介入治疗创造了有利条件。

CT 检查在假性囊肿诊断中具有极大重要性。研究表明其特异性、敏感性及准确率分别为 92%～94%、82%～100% 及88%～94%。除囊肿本身外，CT 检查还能进一步明确假性囊肿与周围血管的关系，为下一步的治疗提供依据。CT 检查假性囊肿表现为发生 AP 后在胰腺内或胰周出现局限性圆形或卵圆形水样低密度区，边缘光滑，囊壁薄而均匀，在注射对比剂后增强扫描时无强化表现。假性囊肿合并感染时，囊壁常增厚并可在增强扫描时出现异常强化。此时壁周结构往往模糊，壁内可见波浪状或结节状密度影，囊内液体的密度增高。如在囊内见到不规则小气泡或气液平面征象，提示假性囊肿出现感染。在感染的急性炎症期，由于肠梗阻导致肠腔内积气，超声检查的敏感性大大降低，而 CT 检查的效果受气体影响较小。CT 扫描存在一定的局限性。在假性囊肿的急性液体积聚期，因没有纤维包裹，故此时并不完全属于病理意义上的假性囊肿，但 CT 影像不能明确区分两者。而且，虽然 CT 对胰腺囊性病变的定位诊断具有非常大的价值，但定性诊断却存在一定困难。主要问题是假性囊肿与影像表现不典型的原发性胰腺囊性肿瘤不易鉴别。胰腺囊性肿瘤的 CT 表现包括圆形或卵圆形低密度区，轮廓清晰、光滑或呈分叶状；内部多有分隔，可见壁结节突入囊腔；囊壁厚薄不一，可出现蛋壳样钙化；注射对比剂后增强扫描时囊壁及间隔可有轻度强化。关于增强 CT 和平扫 CT 对于胰腺或者胰周组织的诊断能力，与水肿性胰腺炎相关的急性胰周液体积聚是可以与坏死性胰腺炎相关的急性坏死性积聚相鉴别的。这在决定治疗策略时是非常有效的。差不多在 ANC 发病后 4 周，在脂肪坏死灶周边形成胶囊样的边缘。鉴别由于水肿性胰腺炎的液体积聚包裹形成的假性囊肿和由坏死性胰腺炎的坏死物积聚形成的包裹性坏死是非常重要的。WON 形状不规则，并且不仅仅扩展到胰周组织和结肠系膜，同时也会进入结肠旁沟。在 WON 里边是液体、坏死物及脂肪组织等的混合，使得 CT 值高于液体密度，并且很多都是不均匀的。假性囊肿和 WON 可以根据形状进行鉴别，定性诊断困难时需要结合病史、生化检查及定期随访等综合分析。与腹部 B 超检查相比，CT 的影像质量高，诊断效果好，但其缺点在于检查费用高，并且对人体有一定的辐射损害。

MRI 检查　单纯性假性囊肿多表现为圆形或卵圆形，囊液在 T1WI 呈低信号，MR 信号强度均匀，囊壁光滑、锐利，边界清楚。囊肿合并坏死、出血或感染时，由于囊内成分发生变化，囊液在 T1WI 的信号强度随之发生变化，往往变得不均匀或局部信号强度增高。对假性囊肿内部成分的变化，尤其是出血，T1WI 较为敏感。气体在多个 MR 加权像上呈低信号，这一征象有助于识别脓肿。在胰腺周围高信号的脂肪组织对比下，自旋回波或梯度回波序列的非脂肪抑制 T1WI 可清晰显示胰腺外的低信号假性囊肿，并通过多层面影像准确定位假性囊肿与周围器官的关系。静脉注射 Gd 对比剂后增强扫描时，假性囊肿的囊壁在早期影像上可轻度强化，在 5min 延迟期的影像上明显强化，这符合纤维组织的强化特征。T2WI 显示 AP 时渗出液在体内的积聚效果较好。囊液周边形成纤维囊壁后，囊肿可以呈现一定的张力。张力性囊肿表现为对邻近的组织或器官产生弧形压迹。单纯性假性囊肿在 T2WI 呈相对的均匀高信号。假性囊肿合并坏死、出血或感染时，MR 信号强度往往变得不均匀，坏死组织的形态多不规则。磁共振胆胰管成像（MRCP）能直观显示肝内、肝外胆管走行及胆囊解剖，进一步观察假性囊肿的形态及其与胰管是否存在交通，为临床全面评价 AP 和假性囊肿提供有用信息。由于 MRI 可以进行多序列、多层面和任意方向扫描，故在显示假性囊肿部位、形态、大小及判断囊液成分方面通常优于超声和 CT 检查。

内镜下逆行胰胆管造影（ERCP）对于假性囊肿本身及其周围结构的显影不如 CT 甚至超声检查，但其优点在于能解剖性地显示胆道系统、胰管及其间的相互关系。更重要的是，ERCP 能明确胆胰管是否存在梗阻、狭窄或扩张，明确假性囊肿与胰管间是否存在交通，这常常关系到治疗策略的改变。因此，虽然 ERCP 检查对于诊断假性囊肿并非必不可少，但其对于选择治疗方式具有较大临床价值。ERCP 检查有诱发感染的危险，术前需要充分地应用抗生素。近年来随着 CT、MRI、MRCP、内镜超声（EUS）等影像技术的广泛应用，ERCP 的诊断作用显著下降。

超声内镜（EUS）去除了肠道气体的干扰，敏感性进一步提高，特别当假性囊肿直径 < 2cm 时，EUS 检查更优于 CT。更重要的是，EUS 引导下的细针穿刺活检（fine-needle aspiration，FNA）为胰腺囊性病变良恶性的鉴别提供了重要手段。假性囊肿在 EUS 表现为轮廓清楚的低回声区，其内可有少量纤维素及沉渣回声。由于 EUS 的探头更接近病变区，故能产生高质量的声像图。这有助于发现直径 < 3mm 的病灶，明确囊肿和肠腔的关

系，显示囊肿壁的小血管。EUS 检查也是区分假性囊肿与其他的胰腺囊性病变的一种手段。如果 EUS 显示囊壁厚度＞3 mm、囊内存在大分隔（所有的小囊均超过 10mm）、有壁结节及主胰管囊性扩张，提示囊性肿瘤可能性大。

9. 感染性胰腺坏死

ANC 和 WON 继发感染称为感染性坏死，其病死率升至 25%～30%。感染性胰腺坏死是决定急性胰腺炎患者死亡的主要因素。感染性胰腺坏死多发生于胰腺炎发病 4 周以后，患者常伴有腹胀、腹痛、发热、停止排气排便等症状，长期消耗可使患者明显消瘦、体重下降等。查体：常伴有腹痛、腹胀、肌紧张等腹膜炎体征、腹内压增高等。感染初期常伴有白细胞增高，后期感染严重时因骨髓抑制可出现三系减少。炎症指标如 C- 反应蛋白、降钙素原、白介素 -6 等升高。经皮细针抽吸（FNA）行革兰染色和培养有细菌和（或）真菌。胰腺坏死周围结构往往模糊，壁内可见波浪状或结节状密度影，囊内液体的密度增高，在囊内见到不规则小气泡或气液平面征象等，提示出现感染。增强 CT 是目前诊断胰腺坏死的最佳方法。在静脉注射增强剂后，坏死区的增强密度不超过 50Hu（正常区的增强为 50～150Hu）。

急性胰腺炎常见的局部并发症主要包括急性胰周液体积聚、急性坏死物积聚、包裹性坏死、胰腺假性囊肿等。根据临床表现、实验室检查、影像学表现等正确认识及诊断不同并发症，对于该疾病的治疗具有重要意义。区分上述局部并发症的意义在于大多数 APFC 会自行吸收，APFC 和假性囊肿仅在感染或有症状时考虑穿刺引流；无菌性的 ANC 或 WON 需依据临床症状综合判断是否干预；与假性囊肿不同，ANC 或 WON 包含坏死的胰腺组织或脂肪，一旦发生感染通常需要经皮穿刺引流，必要时行腹腔镜、内镜或手术清除，而假性囊肿为液体成分，即使感染，大多数情况下只需引流即可。

参考文献

1. 中华医学会外科学分会胰腺外科学组 . 急性胰腺炎诊治指南（2014）. 中华消化外科杂志，2015，14（1）：1-5.

2. 刘彬彬，王蔚虹 . 核磁共振及 CT 检查在急性胰腺炎诊治中的应用进展 . 临床肝胆病杂志，2013，29（7）：489-491.

3. Lerch MM，Stier A，Wahnschaffe U，et al.Pancreatic pseudocysts: observation, endoscopic drainage, or resection？ Dtsch Arztebl Int, 2009, 106 (38)：614-621.

4. Edino ST，Yakubu AA.Experience with surgical internal drainage of pancreatic pseudocyst. J Natl Med Assoc, 2006, 98 (12)：1945-1948.

5. Aghdassi AA，Mayerle J，Kraft M，et al.Pancreatic pseudocysts--when and how to treat？ HPB （Oxford），2006，8（6）：432-441.

6. 潘华山，张小明 . 急性胰腺炎的 MRI 评价 . 国际医学放射学杂志，2010，33（1）：34-37.

7. 王强，靳二虎，贺文，等 . 胰腺炎并发多部位假性囊肿二例 . 临床放射学杂志，2006，25（2）：186-187.

8. Xiao B，Zhang XM，Tang W，et al.Magnetic resonance imaging for local complications of acute pancreatitis: a pictorial review. World J Gastroenterol，2010，16（22）：2735-2742.

感染性胰腺坏死的外科干预时机

感染性胰腺坏死是 AP 的主要手术适应证，除手术方式外，手术时机也是值得考虑的问题，特别是在微创手术日渐盛行的当下。除胰腺 / 胰周感染本身，AP 的病因也可能需要手术处理（如胆源性胰腺炎的胆囊或胆管结石），对 AP 病因学处理的讨论不在本章范畴，请参考本书《急性胰腺炎的病因学治疗》。

10.IPN 外科处理的认识不断转变

对 IPN 外科处理的认识经历"早期手术—保守—扩大手术—缩小手术—以微创治疗为先导的综合治疗"的转变。每次转变均以对 SAP 和 IPN 病因及生理变化的认识为基础，并带来了 SAP 治疗效果的提升。20 世纪 30 年代前，由于缺乏特异的早期诊断指标，同其他急腹症一样，SAP 的诊断只有通过剖腹探查后才能获得，早期外科手术成为这一时期医学界普遍做法。血清淀粉酶的发现及手术的高死亡率使得保守治疗在随后的 30 年盛行起来。分析期间积累的大量病例,人们发现对部分 AP 患者保守治疗效果低于预期。1963 年 Watts 施行全胰切除术成功治疗 1 例 SAP,其后以胰腺部分切除及全胰切除为代表的扩大手术在 SAP 的治疗中占据重要地位。20 世纪 90 年代以后,对 SAP 病理变化的进一步认识、微创手段的飞速发展及 ICU 治疗技术的进步,逐步确立以微创治疗为先导的综合治疗模式。

11. 手术时机对 IPN 的预后有重要影响

SAP 早期感染导致的全身症状,通常难以与疾病本身导致的症状相区别,需依靠细针穿刺活检做出诊断。另外,SAP 早期胰腺坏死尚不完全,正常与坏死胰腺组织间无明显界限,病变胰腺的滋养血管未闭塞,此时手术难以有效清除感染坏死组织,出血风险也较大,再次或多次手术难以避免。IPN 可导致局部及全身状况恶化,要实现延期手术,需有手段改善或扭转这一状况。经皮穿刺置管引流(percutaneous catheter drainage,PCD)提供了这一可能。在 SAP 患者(CTSI > 8),B 超引导下的 PCD 治疗能够减少炎性介质的释放,降低严重脓毒症及 ARDS 的发生率,减少急诊手术及死亡风险。Besselink 对 83 例 SAP 感染患者的研究显示,手术时机对患者预后有重要影响,发病 14d 内、15 ~ 29d、30d 后手术患者死亡率分别 8%、45%、75%,本组患者的平均手术时间为发病后 28d。Cheung 对 26 例 SAP 研究也发现,早期手术的死亡率显著高于延期手术患者(62.5% *vs.* 11.1%,

P=0.014）。荷兰胰腺炎工作组的数据显示，早期干预患者死亡率更高：＜ 14d 者死亡率 56%；14 ～ 29d 者死亡率 26%；＞ 29d 者死亡率 15%（*P* ＜ 0.001）。对 11 项 1136 例患者的研究发现，总体的死亡率 25%，手术时间为发病后 25d，患者死亡与手术时间呈显著负相关（*R*=0.603；95% *CI*：2.10 ～ 0.02；*P*=0.05）。目前，多数观点倾向于尽量在发病 4 周后进行手术。印度学者的研究显示，在 PCD 治疗失败后，早期进行开腹手术会导致更高的器官衰竭比例、更长的 ICU 支持时间，因此推荐延期手术作为 PCD 治疗失败后的首选，而再次 PCD 作为延迟手术的重要桥梁。需要注意的是，对暴发性急性胰腺炎（fulminant acute pancreatitis，FAP）、SAP 并发严重腹腔室隔综合征（abdominal compartment syndrome，ACS）及经 PCD 治疗全身状况难以纠正者，仍需考虑早期手术。

12. 微创手术治疗 IPN 不会形成明显的"二次打击"，可考虑进行早期干预

开放手术创伤较大，对患者形成严重的"二重打击"，可导致患者全身情况明显恶化，使部分患者失去再次手术机会。微创手术对患者全身干扰较小，不会形成明显的"二次打击"，在感染未控制的情况下，可于短期内进行二次手术，以期更好的控制感染。我们既往的研究显示，微创手术不会加重患者的应激反应，亦不会导致患者全身情况的恶化。该研究共入组

2014 年 10 月至 2016 年 2 月期间因 IPN 行腹腔镜或后腹腔镜胰腺坏死组织清除术患者 39 例。本组病例中男性 28 例，女性 11 例，年龄 23～80 岁，平均（56.6±13.2）岁。收集所有患者微创手术治疗前、手术治疗后 24h、48h、72h 的生命体征，体温（temperature，T）、心率（heart rate，HR）、平均动脉压（mean arterial pressure，MAP）及血常规中白细胞、急性反应期蛋白（CRP、PCT）、促炎因子（IL-6）的水平。手术采用进阶微创治疗的策略，先行经皮穿刺引流（PCD）治疗，然后 CT 引导下局部麻醉穿刺置管引流。而后更换穿刺引流管并逐渐加大引流管口径，待窦道形成后，可行微创胰腺坏死组织清除术。手术均在静吸复合麻醉下进行，选取经皮小切口引流，手术入路可选择前入路腹腔镜辅助下胰腺坏死组织清除术，或腹膜后入路后腹腔镜辅助胰腺坏死清除术。清创时需经过由 PCD 治疗获得的窦道，先拔出 PCD 引流管，适当扩张窦道。前入路即患者取平卧位，以上腹正中切口，经小网膜腔切开后腹膜，清除坏死组织；腹膜后入路即患者取侧卧位，以腋前线或腋后线小切口，经肾前筋膜向内向上逐步分离进入肾旁间隙，清除坏死组织。手术可使用可弯 3D 腹腔镜经引流管窦道置入脓腔，在腹腔镜视频辅助下使用卵圆钳等手术器械清除胰腺坏死组织。为了准确进入脓腔区域并避免损伤脏器及大血管，术中可应用腔镜下超声技术，一方面引导手术的游离方向；另一方面辅助避开重要组织。坏死组织清除方式可采用脓腔向消化道的内引流，或留置三腔引流管行外引流，不进行常规灌洗。治疗前及治疗后 24h、48h 及 72h 基本生命体征变化中，体温（℃）（依次为 36.90±0.18、37.29±0.21、37.27±0.20、37.03±01.6）、心率（b/min）（依次为 97.05±4.46、96.05±4.12、96.45±3.27、95.85±3.39）、平均动脉压（mmHg）（依次为 108.32±2.52、103.26±2.99、104.18±2.48、103.18±3.13），三组数据各组间差异均不存在统计学意义（$P > 0.05$）。治疗前及治疗后 24h、48h、72h 的炎症因子变化比较中，白细胞（10^9/L）（依次为 10.14±1.04、10.76±1.13、9.88±0.88、8.62±0.97）、降钙素原（ng/ml）（依次为 0.18±0.03、0.22±0.06、0.19±0.04、0.19±0.05）、C-反应蛋白（mg/L）（依次为 71.42±12.60、84.08±17.75、87.42±13.25、77.76±11.08），三组数据各组间差异同样均不存在统计学意义（$P > 0.05$）。而白介素 -6（pg/ml）（依次为 53.19±14.19、109.63±40.39、67.43±8.41、43.37±5.47），在治疗前后的比较中，组间存在非常显著地统计学差异（$P < 0.01$）。白介素 -6 水平在术后 24h 可见显著升高（$P < 0.05$），而在术后 48h 至术后 72h，则开始下降，其水平较术前则无明显差异（$P > 0.05$）。亚组分析中，术前炎症反应较重患者（> 0.5ng/ml）的生命体征及炎症因子变化同样本总体趋势（表2）。

表 2　术前炎症反应较重患者生命体征及炎症因子变化的比较

	术前	术后 24h	术后 48h	术后 72h	F 值	P 值
T（℃）	36.78 ± 0.24	37.31 ± 0.25	37.25 ± 0.22	37.02 ± 0.20	1.50	0.28
HR（b/min）	99.31 ± 6.32	97.77 ± 5.36	99.00 ± 4.36	98.00 ± 4.72	0.16	0.92
MBP（mmHg）	108.45 ± 3.35	101.55 ± 3.62	104.88 ± 3.30	104.41 ± 4.18	1.41	0.30
WBC（10^9/L）	11.08 ± 1.32	12.24 ± 1.48	11.18 ± 1.12	10.38 ± 1.17	3.56	0.06
PCT（ug/ml）	0.59 ± 0.03	0.58 ± 0.05	0.57 ± 0.05	0.58 ± 0.06	1.08	0.95
CRP（mg/L）	80.84 ± 15.38	79.00 ± 12.15	92.63 ± 15.19	84.23 ± 13.62	0.87	0.49
IL-6（pg/ml）	70.05 ± 20.44	137.94 ± 60.90	81.35 ± 10.46	54.83 ± 5.97	5.04	0.02

所有 39 例患者经过微创胰腺坏死组织清除手术后均达到满意的治疗效果，没有进行开腹胰腺坏死组织清除术的病例，总死亡率为 0，没有手术相关的出血、B 级以上胰瘘及消化道瘘等严重并发症的发生。

国内黄志强院士认为，急性胰腺炎发病机制以胰腺和胰周微循环障碍作为中心环节，引起组织缺血、间室高压、组织坏死、消化病变扩展、腹膜后感染、全身炎症反应综合征、多器官功能障碍综合征（multiple organ dysfunction syndrome，MODS）或多器官功能衰竭，其中最值得重视的是组织内（间室）高压作为事件起因。因此，不论是否存在组织坏死、感染，提倡早期干预、损伤控制，而不是被动的行晚期坏死组织清除术。

因此我们认为，在有条件进行微创手术（腹腔镜、内镜、肾镜及小切口手术）的单位，可考虑进行早期干预，控制 IPN 的发展，改善患者的全身器官功能。

参考文献

1. Ai X，Qian X，Pan W，et al.Ultrasound-guided percutaneous drainage may decrease the mortality of severe acute pancreatitis. J Gastroenterol，2010，45（1）：77-85.

2. Besselink MG，Verwer TJ，Schoenmaeckers EJ，et al.Timing of surgical intervention in necrotizing pancreatitis. Arch Surg，2007，142（12）：1194-1201.

3. Cheung MT，Li WH，Kwok PC，et al.Surgical management of pancreatic necrosis: towards lesser and later. J Hepatobiliary Pancreat Sci，2010，17（3）：338-344.

4. van Santvoort HC，Bakker OJ，Bollen TL，et al.A conservative and minimally invasive approach to necrotizing pancreatitis improves outcome. Gastroenterology，2011，141（4）：1254-1263.

5. Shenvi S，Gupta R，Kang M，et al.Timing of surgical intervention in patients of infected necrotizing pancreatitis not responding to percutaneous catheter drainage. Pancreatology，2016，16（5）：778-787.

6. 黄志强，宋青. 微创外科给重症急性胰腺炎治疗带来观念上的转变. 中国微创外科杂志，2010，10（1）：3-4.

胰腺感染性坏死的 PCD 治疗

目前以多学科团队诊疗为依托的 SAP 综合治疗效果显著，在疾病早期因全身炎症反应综合征及 MOF 而死亡的患者数量大幅下降。但疾病后期因感染、脓毒症而死亡的患者数量仍居高不下。相对于传统的早期开放性手术，2010 年发表的 PANTER 研究提出了著名的"进阶式（step-up approach）"治疗方案已成为主流理念，其核心精髓在于"3D"：①外科干预时机应尽量延迟至 SAP 发病后 4 周左右。②干预方式首选引流。③若引流效果不佳，则干预方式升级为坏死组织清除术。治疗观念的转变体现了人们对于急性胰腺炎病理生理学认知的进展，急性胰腺炎外科治疗的目的是通畅引流、控制感染，而绝非彻底清除坏死组织。故而由此引发的包括内镜治疗、PCD、微创手术等方式在内的干预手段的选择和时机是当前最具争议性的热点话题。

13. 胰腺感染坏死是 PCD 的适应证

当急性胰腺炎的两大并发症——急性坏死物积聚和包裹性坏死出现继发感染时，合称为感染性坏死（infected necrosis）。当临床怀疑局部并发症继发感染时，如患者存在发热、腹痛及腹膜炎体征，或影像学见液体或坏死物内气体影，可无需穿刺针吸活检，即诊断继发感染；若证据不足，可考虑经皮 FNA，并行革兰染色和细菌培养，同时结合临床表现、超声、动态 CT、细菌学检查等情况综合判断。当考虑有感染性坏死存在时，可进一步外科干预。

尽管有效的抗菌药物在一定程度上可控制感染的进展，但根据指南治疗建议，胰腺坏死性积液一旦合并感染，则应进行经皮穿刺或手术引流。不容乐观的是开腹手术并发症发生率达 34%～95%，病死率高达 11%～39%。多项临床研究表明，胰周感染并非是立即手术的指征。2010 年发表的 PANTER 研究提出了著名的"进阶式（step-up approach）"治疗方案。相对于传统的早期开放性手术，"进阶式（step-up approach）"治疗方案强调微创化、损伤控制，既能有效控制病情，又能减少操作相关不良反应的发生，且兼顾卫生经济学效应。

经皮穿刺置管引流指在超声或 CT 引导下，对 SAP 患者经皮穿刺置管引流并对胰腺及胰周坏死感染组织进行清除、腹腔积液冲洗引流的一种技术。研究证实应用 PCD 后，有超过 30% 胰腺感染、坏死的患者可避免手术治疗。我们认为 PCD 技术的优势在于：①操作简便，对患者的创伤小，仅需在局麻条件下即可完成，对于麻醉及手术耐受度较低的患者适用。②能够快速有效地缓解临床症状，可减轻患者的痛苦，并可减少大出血及囊肿破裂等并发症发生风险，为后期治疗提供有利条件。③可作为后期手术治疗的"指路明灯"，为手术入路的选择提供依据。④引流后可进行囊腔灌洗、注药等，有利于促进囊肿消退，对于部分患者能够获得治愈而避免内引流术治疗，并存在一定的客观治愈率。尽管研究结果中发现对病死率无影响，但可显著减少新发器官功能衰竭和术后并发症。CT 引导下的 PCD 治疗策略遵循"损伤控制"理念，具有微创、定位准确、操作相对安全、能反复穿刺等优点，不仅使部分患者避免了外科手术治疗，也为全身状况较差、高龄、手术风险相对较高的患者创造手术及生存机会。亦可作为外科术后残余脓肿非开腹手术的治疗方式，避免再次手术。但该技术的缺点也较为明显，即对大块胰腺坏死组织无法进行有效的清除和引流。也有学者认为，早期留置腹腔引流管可能是加重 SAP 继发腹腔感染的原因之一。此外，该技术需要较高的影像学辅助诊疗技巧，且操作技术要求较高，目前尚无法在各级医院广泛开展、应用。

14. PCD 的时机可早于外科干预的最佳时机（发病 4 周后）

急性胰腺炎，特别是重症急性胰腺炎（sever acute

pancreatitis，SAP）合并多器官功能衰竭患者的病情凶险，治疗棘手，病死率为 14%～ 25%。感染性坏死是常见的并发症，也是手术适应证。

因坏死物质的存在持续刺激炎症反应，既往建议早期手术清除，认为尤其适用于并发器官衰竭的患者，可提高其生存机会，但手术死亡率高达 50%～ 65%。大多数患者就诊时已在发病 2 周以内，处于急性反应期，全身炎症反应使患者处于一个脆弱期，手术创伤可加剧内环境紊乱，增加死亡危险。由于胰腺炎自身病理特征，发病初期，病灶弥漫，感染性坏死组织与有生机的胰腺组织界限不清，手术分离难度大。一般认为发病后 4 周是坏死组织清除术的最佳时机，这时手术范围较小，利于清创，而且能使切除范围尽量缩小，避免组织切除过多导致术后胰腺内分泌和外分泌功能障碍。而 Besselink 等研究数据显示发病 29d 之后施行手术可明显降低病死率。Sabater 等亦主张病程早期尽可能进行保守治疗，推迟手术时机，以便更准确地区分存活与坏死组织，减少出血及组织损伤风险。可见适当延迟外科手术时机亦是改善患者预后的关键性因素。

不同于普遍认同的外科干预最佳时机（发病 4 周后），PCD 的最佳时机目前尚未达成共识，各中心报道 PCD 时机从 SAP 发病后 9 ～ 55d，时间差异较大。一项面向全球 87 名胰腺专家的调查问卷结果显示，12% 的受访者仅在包裹性坏死形成后行 PCD，44% 的受访者有时会在包裹性坏死形成前行 PCD，还有 44% 的受访者表示只要 CT 检查结果显示存在液体积聚即行 PCD。72%的受访者认为可在 SAP 病程中任一时间行 PCD，其余 28%的受访者认为 PCD 不应在发病后 13 d（7 ～ 15 d）前建立。荷兰急性胰腺炎研究小组建议若无技术性难点，PCD 应相对较早的建立以降低 SAP 晚期并发症发生率及缩短住院时间。由该组织牵头的一项随机对照临床试验（POINTER Trial：即时 PCD *vs.* 延迟PCD）正在进行中，其结果有望为 PCD 时机的选择提供一项高质量的循证医学证据。

如何量化"进阶式（step-up approach）"治疗方案中提到的"引流后效果不佳"，辨别外科手术必要性的相关预后因素是我们应该重点关注的。其意义在于早期筛选出倾向于外科清除术的患者群体，并有针对性地制定相关临床诊治方案。Babu 等认为 PCD 后 1 周内脓毒症逆转、PCD 时 APACHE Ⅱ 评分低、发病后 1 周内出现器官功能衰竭是预测外科手术必要性的早期独立预后因素。该研究的缺点在于样本量较小，且预测因素包含 PCD后指标，临床指导价值有限。最近，荷兰急性胰腺炎研究小组通过一项析因分析得出：男性、MOF、大面积胰腺坏死及囊实混合性病灶均是提示单纯 PCD 不能完全有效控制病情的独立预后因素。

15. 引流不畅及并发症可以导致 PCD 治疗失败

近年来 PCD 在急性胰腺炎相关局部并发症的治疗中发挥着

重要作用。Baudin 等的研究显示，CT 引导下 PCD 治疗的有效率为 64.6%（31/48），其中 2 例发生非致命性手术相关并发症，对其处理后症状完全缓解，复查 CT 示脓肿消失。置管后需定期使用抗生素、0.9% NaCl 冲管，必要时换管，以免脓栓阻塞引流管。引流管留置时间应根据引流情况和 CT 复查结果评估。PCD 定位准确、创伤小、并发症少，病死率低，可避免危重患者经受手术打击，亦可为再次手术赢取时间。但对于脓肿位置较深的患者，由于穿刺路径较长，PCD 仍可导致出血、针道感染、腹膜炎、败血症等并发症。此外，若脓腔内脓液黏稠、内含坏死组织，则 PCD 疗效不佳。van Santvoort 等的研究显示，单独使用 PCD 治疗的成功率仅为 33%～35%。Prochazka 等认为对胰腺感染性坏死的微创穿刺引流可避免外科手术干预，但并不妨碍后续必要时行外科干预。许元鸿等的研究认为单独 PCD 不适合作为感染性坏死的常规治疗，仅适用于下列两种情况：①危重患者进行暂时性减压和引流，为进一步手术做准备。②不含半固体坏死组织的单房性脓肿，尤其单纯性脓肿，且发病时间间隔较长、坏死组织已充分液化的患者。

另外，如果 PCD 不能彻底引流，后续可能仍需进行微创或开腹手术治疗。其中肾镜治疗多需经 PCD 引流形成的窦道进行，因此，位置良好的 PCD 引流是进行肾镜清创的前提。PCD 治疗时应选择短而直的路径并尽量使用大口径引流管。

有关 PCD 治疗，仍有一些亟待解答的问题。我们的体会是：①根据"进阶式"清创的原则，VARD 治疗开始前通常先进行 PCD 治疗，文献报道，35%～50% 的患者可经 PCD 治愈，而 PCD 通常也需多次进行。那么，应何时开始放弃 PCD 转而施行 VARD？ ②开放手术的时机？同 PCD 类似，VARD 治疗通常也需多次进行。约有 2/3 的患者可经过 PCD 加 VARD 治愈，也就是说仍有 1/3 的患者需要接受传统的开放手术。何时开始？各中心多根据自身条件选择，并无数据证实孰优孰劣。

值得一提的是，尽管 PCD 治疗存在上述优点，但对于未充分液化及多腔脓肿引流效果往往欠佳，因此在治疗过程中注意选择适当的病例，并在治疗过程中注重临床疗效的观察、警惕并发症的发生，以便于及时中转外科手术治疗。总之，急性胰腺炎患者合并感染性坏死病情复杂，易出现 MODS，病死率高。应根据患者具体情况采取个体化、多学科、综合性救治方案。针对感染灶的特征，注重 CT 引导下的 PCD 微创引流及开腹手术相结合的干预方式，减少了外科术后并发症，值得临床进一步推广。

参考文献

1. van Santvoort HC，Besselink MG，Bakker OJ，et al.A step-up approach or open necrosectomy for necrotizing pancreatitis. N Engl J Med，2010，362（16）：1491-1502.

2. Besselink MG.The "step-up approach" to infected necrotizing pancreatitis: delay，drain，debride. Dig Liver Dis，2011，43（6）：421-422.

3. 中华医学会外科学分会胰腺外科学组. 急性胰腺炎诊治指南（2014 版）. 中华消化外科杂志，2015，14（1）：1-5.

4. Rau B，Bothe A，Beger HG.Surgical treatment of necrotizing pancreatitis by necrosectomy and closed lavage: changing patient characteristics and outcome in a 19-year, single-center series.Surgery，2005，138（1）：28-39.

5. Rodriguez JR，Razo AO，Targarona J，et al.Debridement and closed packing for sterile or infected necrotizing pancreatitis: insights into indications and outcomes in 167 patients.Ann Surg，2008，247（2）：294-299.

6. Brisinda G，Vanella S，Crocco A，et al.Severe acute pancreatitis: advances and insights in assessment of severity and management. Eur J Gastroenterol Hepatol，2011，23（7）：541-551.

7. Mier J，León EL，Castillo A，et al.Early versus late necrosectomy in severe necrotizing pancreatitis.Am J Surg，1997，173（2）：71-75.

8. Hartwig W，Maksan SM，Foitzik T，et al.Reduction in mortality with delayed surgical therapy of severe pancreatitis. J Gastrointest Surg，2002，6（3）：481-487.

9. Alvi AR，Sheikh GM，Kazim SF.Delayed surgical therapy reduces mortality in patients with acute necrotizing pancreatitis.J Pak Med Assoc，2011，61（10）：973-977.

10. 黎介寿，李维勤. 重症急性胰腺炎手术指征和时机的再认识. 中国实用外科杂志，2003，23（9）：513-514.

11. Besselink MG，Verwer TJ，Schoenmaeckers EJ，et al.Timing of surgical intervention in necrotizing pancreatitis.Arch Surg，2007，142（12）：1194-1201.

12. Sabater L, Pareja E, Aparisi L, et al.Pancreatic function after severe acute biliary pancreatitis: the role of necrosectomy.Pancreas, 2004, 28 (1): 65-68.

13. van Baal MC, van Santvoort HC, Bollen TL, et al.Systematic review of percutaneous catheter drainage as primary treatment for necrotizing pancreatitis.Br J Surg, 2011, 98 (1): 18-27.

14. van Grinsven J, van Brunschot S, Bakker OJ, et al.Diagnostic strategy and timing of intervention in infected necrotizing pancreatitis: an international expert survey and case vignette study.HPB (Oxford), 2016, 18 (1): 49-56.

15. van Grinsven J, van Santvoort HC, Boermeester MA, et al.Timing of catheter drainage in infected necrotizing pancreatitis.Nat Rev Gastroenterol Hepatol, 2016, 13 (5): 306-312.

16. Babu RY, Gupta R, Kang M, et al.Predictors of surgery in patients with severe acute pancreatitis managed by the step-up approach.Ann Surg, 2013, 257 (4): 737-750.

17. Hollemans RA, Bollen TL, van Brunschot S, et al.Predicting Success of Catheter Drainage in Infected Necrotizing Pancreatitis.Ann Surg, 2016, 263 (4): 787-792.

18. Baudin G, Chassang M, Gelsi E, et al.CT-guided percutaneous catheter drainage of acute infectious necrotizing pancreatitis: assessment of effectiveness and safety.AJR Am J Roentgenol, 2012, 199 (1): 192-199.

19. vanSonnenberg E, Wittich GR, Goodacre BW, et al.Percutaneous abscess drainage: update.World J Surg, 2001, 25 (3): 362-369.

20. Prochazka V，Al-Eryani S，Herman M.Endoscopic treatment of multiple pancreatic abscesses case report and review of the literature.Biomed Pap Med Fac Univ Palacky Olomouc Czech Repub，2009，153（1）：27-30.

21. 许元鸿，郭克建，欧阳兵，等 . 重症急性胰腺炎并发胰腺感染坏死和胰腺脓肿的诊断和治疗 . 中华普通外科杂志，2007，22（5）：356-358.

22. 曹锋，李嘉，李昂，等 . 视频辅助腹膜后清创术治疗重症急性胰腺炎继发感染 . 中华普通外科杂志，2015，30（1）：4-6.

胰腺感染性坏死的内镜治疗

16. 内镜技术是胰腺感染性坏死治疗的新兴技术

对于胰腺感染性坏死的治疗，常规的手段包括经皮穿刺置管引流、各种微创外科手术及传统的开放手术。2000 年，Seifert 等首次报道了内镜下清除胰腺坏死组织。近年来随着内镜和超声内镜技术的成熟，内镜下治疗胰腺感染性坏死技术得到了飞速的发展。目前胰腺感染性坏死内镜下治疗的主要方法是在超声内镜引导下先经胃或十二指肠穿刺至胰周感染坏死区域，然后置入导丝，在导丝引导下可以通过球囊扩张扩大胃腔和胰腺坏死感染脓腔之间的穿刺通道，通过这一通道即可以放置双猪尾支架或者可回收的自膨支架进行持久的引流，还可以在内镜下通过网篮等器械冲洗清除胰腺及胰周坏死组织。RCT 研究显示，与内镜下直接穿刺比较，超声内镜引导显著提高了操作的成功率，同时减少了不良事件的发生率。此外，也有报道利用内镜通过经皮穿刺建立的窦道进行坏死清创术操作，但是由于内镜视野较小，而经皮穿刺建立的窦道较窄，坏死组织常难以经窦道取出，因此，目前这一方式较少被采用。

2013 年由 International Association of Pancreatology 和 American Pancreatic Association 联合发布的《急性胰腺炎处理指南》明确指出，坏死性胰腺炎的治疗策略为：当怀疑或证实胰腺坏死继发感染时首选经皮穿刺置管引流或内镜下穿刺引流，必要时可进一步通过内镜或外科手术清除胰腺坏死组织。2014 年由中华医学会外科学分会胰腺外科学组颁布的《急性胰腺炎诊治指南(2014)》也指出，胰腺和胰周感染性坏死的手术方式可分为 PCD、内镜、微创手术和开放手术。以上指南确立了内镜在胰腺感染性坏死治疗中的地位和作用。

17. 内镜技术治疗胰腺感染性坏死的优点

内镜手术作为一种经自然腔道手术，治疗胰腺感染性坏死的优点是创伤小，对患者全身情况影响小，并发症发生率低，治疗效果也十分令人鼓舞。

Haghshenasskashani 等报道系统回顾分析显示内镜下胰腺坏死清除术的治愈率高达 76%，总并发症发生率为 27%，总死亡率为 5%。另外一篇荟萃分析结果显示内镜下清除胰腺坏死治愈率为 81.84%，复发率为 10.88%，并发症发生率 21.33%，术后平均住院日为 32.85d，有 12.98% 的病例内镜治疗后又接受了外科手

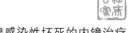

术治疗。Dutch Acute Pancreatitis Study Group 发表的 RCT 研究亦显示，与开腹胰腺坏死清除手术相比，内镜下经胃胰腺坏死清除手术后新发器官功能衰竭发生率低，术后血 IL-6 水平也明显低于开腹手术组，这都反映了内镜下微创手术对患者全身打击小的优点。同时，内镜手术微创带来的另一优势是降低了术后并发的发生率和缩短了住院时间。

内镜治疗胰腺感染性坏死的另一个突出的优点：由于是经自然腔道手术，胰腺胰周的坏死组织和积液均引流到了消化道内，类似于外科治疗胰腺假性囊肿的内引流手术，因此，具有较低的胰瘘发生率，这一点也已经被临床研究所证实。

18. 内镜技术治疗胰腺感染性坏死的缺点

内镜下清除胰腺感染性坏死组织虽然有上述优点，但是也存在着一些不足之处。①内镜下清除胰腺坏死组织往往需要多次手术操作。②其对操作技术要求较高，需要有丰富经验的内镜医师实施操作。③仅限于处理贴近胃后壁（或十二指肠降部）的胰腺感染坏死。④对于在腹膜后延伸范围较广的胰腺胰周感染性坏死难以处理。⑤内镜下胰腺坏死清除依然可能出现严重并发症，包括：严重的出血，特别是在急性胰腺炎患者存在脾静脉血栓形成，出现区域性门脉高压时。其他并发症还包括：支架移位、支架堵塞造成感染坏死引流不畅、感染难以控制等。⑥内镜下器械较为细小，难以高效地清除大块的胰腺胰周坏死组织。

19. 内镜技术的适应证和操作规范有待深入研究

目前，虽然有关内镜治疗胰腺感染性坏死的文献报道较多，但是以小样本、单中心、回顾性分析为主，少有多中心 RCT 研究报道，因此结果不免存在偏倚，循证医学证据尚不充分，临床上失败的病例并不罕见。因此内镜下治疗胰腺感染性坏死的适应证仍需深入研究，内镜下治疗的操作亦有待规范。总体而言，胰腺感染性坏死范围越大、坏死组织越多，内镜下治疗越困难，失败率越高。但是随着内镜技术的进步、内镜器械的更新，其治疗胰腺感染性坏死的成功率会逐步提高。

参考文献

1. Seifert H，Wehrmann T，Schmitt T，et al.Retroperitoneal endoscopic debridement for infected peripancreatic necrosis.Lancet，2000，356（9230）：653-655.

2. Varadarajulu S，Christein JD，Tamhane A，et al.Prospective randomized trial comparing EUS and EGD for transmural drainage of pancreatic pseudocysts （with videos）.Gastrointest Endosc，2008，68（6）：1102-1111.

3. Park DH，Lee SS，Moon SH，et al.Endoscopic ultrasound-guided versus conventional transmural drainage for pancreatic pseudocysts: a prospective randomized trial. Endoscopy，2009，41（10）：842-848.

4. Working Group IAP/APA Acute Pancreatitis Guidelines.IAP/APA evidence-

based guidelines for the management of acute pancreatitis. Pancreatology，2013，13（4 Suppl 2）：e1-15.

5. 中华医学会外科学分会胰腺外科学组 . 急性胰腺炎诊治指南（2014）. 中华肝胆外科杂志，2015，21（1）：1-4.

6. Haghshenasskashani A，Laurence JM，Kwan V，et al.Endoscopic necrosectomy of pancreatic necrosis: a systematic review. Surg Endosc, 2011, 25（12）：3724-3730.

7. Puli SR，Graumlich JF，Pamulaparthy SR，et al.Endoscopic transmural necrosectomy for walled-off pancreatic necrosis: a systematic review and meta-analysis. Can J Gastroenterol Hepatol，2014，28（1）：50-53.

8. Bakker OJ，van Santvoort HC，van Brunschot S，et al.Endoscopic transgastric vs surgical necrosectomy for infected necrotizing pancreatitis: a randomized trial. JAMA，2012，307（10）：1053-1061.

9. Tan V，Charachon A，Lescot T，et al.Endoscopic transgastric versus surgical necrosectomy in infected pancreatic necrosis. Clin Res Hepatol Gastroenterol，2014，38（6）：770-776.

10. Freeman ML，Werner J，van Santvoort HC，et al.Interventions for necrotizing pancreatitis: summary of a multidisciplinary consensus conference. Pancreas，2012，41（8）：1176-1194.

胰腺感染性坏死的外科微创治疗

20. 外科微创手术治疗胰腺感染性坏死手段多种多样

急性胰腺炎在发病过程中存在两个死亡高峰，第一个死亡高峰发生在疾病早期，主要的死亡原因是器官功能衰竭，此阶段以器官功能支持等非手术治疗为主。第二个死亡高峰发生在疾病后期，主要的死亡原因是胰腺感染性坏死。胰腺感染性坏死是明确的外科手术指征。传统的外科治疗方法是开腹充分暴露胰腺，清除胰周坏死组织，置多根引流管充分引流，术后辅以腹腔灌洗。由于手术创伤大，手术本身既会对患者造成巨大打击，而且手术并发症发生率高，因此，开腹胰腺坏死清除手术后患者死亡率高达 11% ～ 39%。与患者死亡相关的因素包括：年龄、感染所致全身反应、术前存在的器官功能障碍、手术创伤的二次打击及手术的并发症。为了改善胰腺感染性坏死的治疗效果，降低死亡率，外科医师开始寻求使用微创手术的方式治疗胰腺感染性坏死，期望通过微创手术一方面达到和开腹手术同样的治疗效果；另一方面减轻手术的二次打击，降低手术并发症的发生率，从而降低患者的病死率。目前多种微创手术技术被应用于胰腺感染性坏死的治疗，按手术入路可以分为经腹膜后入路、经腹腔入路和经胃入路；按手术器械可以分为腹腔镜、肾镜及胃镜、胆道镜等各种软镜。这些微创手术器械在视野大小、视野清晰度、镜下操作器械等方面又各具特点，在这些腔镜内镜器械下实施胰腺坏死清除手术统称为视频辅助胰腺坏死清除术。其中内镜下胰腺感染性坏死的治疗在前文已有阐述，本章重点讨论肾镜和腹腔镜作为视频辅助器械微创治疗胰腺感染性坏死。

21. 肾镜视频辅助胰腺坏死清除术

肾镜是胰腺感染性坏死微创手术的常用视频辅助工具之一。肾镜手术的操作过程为：先在 CT 引导下选择适合的层面，经左侧或右侧腹膜后入路穿刺进入胰腺感染坏死脓腔，左侧穿刺需注意避免损伤降结肠和脾脏，右侧穿刺要避开肝脏、升结肠和十二指肠，然后于手术室内在全麻下逐步扩张穿刺窦道，然后置入肾镜，同时通过注水保持一定的操作空间，在肾镜视频辅助下通过肾镜的操作孔道置入器械清除胰腺坏死组织，冲洗脓腔并置管引流，术后根据患者感染控制情况及复查 CT 决定是否需要再次手术。Gomatos 等报道了目前数目最大的一组单中心肾镜经腹膜后入路治疗胰腺感染性坏死的病例。该报道回顾性分析了 1997 年至 2013 年间治疗的胰腺感染性坏死病例，其中肾镜微创治疗组 274 例，传统开腹手术组 120 例，两组比较肾镜组手术并发症发生率明显低于开腹组（63.5% *vs.* 81.7%，*P* < 0.001），而术后新发器官功能衰竭的比例肾镜组也明显低于开腹组（20.4% *vs.* 35.0%，*P*=0.001），尽管两组病例在总死亡率上虽然没有统计学差异（15.3% *vs.* 23.3%，*P*=0.064），但是肾镜技术依然显示出微创手术的优势。肾镜的不足之处是镜下视野较小，视频清晰度相对较差，肾镜工作通道较细，仅能通过较为细小的器械，因此，坏死组织清除效率不高。

为了提高肾镜清除胰腺坏死组织的疗效，许多中心对肾镜技术做了改进，例如将注水改为注气建立操作空间。笔者中心的经验是对于胰腺感染性坏死的患者先行经腹膜后入路的 PCD 引流，如 PCD 难以控制感染则在全麻下沿 PCD 引流管做长 3 ～ 4cm 的小切口，然后在 PCD 引流管的引导下逐层切开进入胰腺坏死感染脓腔建立工作通道，然后再置入肾镜并注水，在肾镜视频辅助下通过肾镜下的操作器械清除胰腺坏死组织，冲洗脓腔内的脓液，坏死组织清理后通过肾镜的引导将 30Fr-36Fr 的引流管 3 ～ 4 根放置到理想的位置予以充分引流。

22. 腹腔镜视频辅助胰腺坏死清除术

由于肾镜作为视频辅助工具，具有镜下视野较小、视频清晰度相对较差、坏死组织清除效率不高的不足，因此笔者中心目前更多的是采用腹腔镜作为视频辅助工具实施胰腺坏死清除手术。传统的腹腔镜手术方式，即腹腔镜经腹腔入路清除胰腺坏死组织已有相关报道，但均是小样本报道。从解剖学角度来看，胰腺坏死感染属于腹膜后间隙感染，采用腹腔镜经腹腔入路手术，理论上会使腹膜后间隙的感染扩散至腹腔，因此并非理想的手术方式。笔者中心采用和上述肾镜视频辅助胰腺坏死清除近似的方法，通过 PCD 引流管引导建立腹膜后入路的工作通道。对于感染坏死范围较大的患者，也可通过术前分析 CT 扫描，选择合适的位置直接切开建立腹膜后入路工作通道。建立工作通道后直接将腹腔镜经工作通道置入感染坏死区域，无需注气或注水，依靠普通开腹手术的手术器械撑开腹腔镜操作的空间，然后在腹腔镜视频辅助下用普通开腹手术器械将坏死组织钳夹取出。腹腔镜经腹膜后入路视频辅助胰腺坏死清除手术的优点是腹腔镜图像清晰且视野范围大，在其视频辅助下可以使用常规的手术器械清除胰腺坏死组织，清除效率较高。不足之处是在操作过程中腹腔镜镜头容易被脓液污染，并且在操作过程中需要术者和助手良好的配合。

23. 微创手术治疗胰腺感染性坏死仍需更多的循证医学证据

虽然目前关于运用各种微创技术治疗胰腺感染性坏死的报道越来越多，但是多数是小样本、单中心、非随机对照研究。仅有的 RCT 研究来自荷兰 the Dutch Pancreatitis Study Group 的报道。该报道将胰腺感染性坏死病例随机分成两组，一组采用传统的开腹手术清除胰腺坏死组织，另一组采用 step-up 策略实施微创手术治疗，即从 PCD 到视频辅助腹膜后胰腺坏死清除，再到开放手术。虽然两组病例在总体死亡率上没有统计学差异，但微创手术治疗组术后新发器官功能衰竭或并发症的发生率明显低于传统开腹手术组。笔者中心的队列研究显示连续 54 例胰腺感染性坏死病例，仅采取了 PCD 和视频辅助微创胰腺坏死清除手术，除4 例因严重的多器官功能衰竭死亡以外，其余病例均得到治愈，并且无一需要开腹手术。这些研究结果一方面在一定程度上体现了微创手术的优势；另一方面提示微创手术在胰腺感染性坏死的治疗上有希望取代传统开腹手术。

24. 现有外科微创手术存在的不足

微创手术在胰腺感染性坏死的治疗上虽然具有非常良好的前景，但是也存在一些不足。首先，微创手术治疗胰腺感染性坏死可能需要多次手术才能达到治愈的效果，因此，可能会使病程延长；其次，微创手术也有一定的并发症发生率，某些并发症如出血，一旦出现较难控制，其他并发症如肠瘘、胰瘘等也均可能出现，特别是当术者对微创技术掌握尚不熟练时；再次，目前可以使用的微创技术多种多样，每种微创技术的适应证尚无统一认识，临床工作中多以术者的经验、技术掌握程度等来选择视频辅助工具，规范化的治疗体系有待建立；最后，如何充分发挥每种微创技术的优点，将各种微创技术合理的综合运用，使患者达到最佳的治疗效果需要深入研究探讨。为了规范胰腺感染性坏死的微创治疗，笔者中心获得了北京市医院管理局临床技术创新项目（扬帆计划）和北京市科委"首都临床特色应用研究"重点项目的资助，对胰腺感染性坏死微创治疗进行了一系列的研究，以期能够使患者最大限度地从微创治疗中获益。

5. 外科微创手术需要不断创新

创新是医学发展永恒的主题。在胰腺感染性坏死的微创治疗方面，为了进一步提高微创治疗的疗效，许多学者都在尝试对微创技术进行改进或革新，新的微创技术也不断涌现。笔者中心在此方面也做了初步的尝试。

一方面，笔者中心尝试使用 3D 腹腔镜替代传统腹腔镜作为视频辅助工具，利用 3D 腹腔镜良好的立体视野使得术者术中能够更好地了解胰腺感染坏死脓腔的立体结构，可以更为准确地将胰腺坏死组织清除。同时笔者中心还使用四方向可弯曲的 3D 腹腔镜实施胰腺坏死清除手术。利用头端可以四个方向弯曲 100°的镜头，可以克服传统腹腔镜镜杆无法弯曲的不足，在处理一些比较复杂的脓腔时可以通过调整镜头方向获得更好的视野，使坏死组织能够更为彻底地被清除。

另一方面，胰腺是腹膜后位器官，胰腺胰周坏死感染均在腹膜后间隙，结合胰腺这一解剖学特点，笔者中心参考泌尿外科实施腹腔镜肾脏手术的方法，采用类似的手术入路，通过后腹腔镜技术实施胰腺坏死清除手术。简要的手术步骤为全麻后患者取左侧或右侧卧位，抬高腰桥，髂前上棘上方做 2cm 横切口后逐层切开达腰背筋膜，切开或用手指戳破腰背筋膜，分离出较大空间，然后置入水囊或气囊扩张腹膜后间隙，建立腹膜后腔。分离出较大的空间，置入腹膜后扩张术装置，注入一定量的生理盐水或气体，扩张腹膜后间隙，建立腹膜后腔。此切口即为观察孔，主操作孔和辅助操作孔分别位于第十二肋缘下水平线与腋后线、腋前线的交点处。腹腔镜视频辅助下分离腹膜后间隙至胰周感染坏死区域，清除坏死组织并予以充分引流。笔者中心经验后腹腔镜视频辅助胰腺坏死清除术的优点是入路直接、不干扰腹腔内器官、创伤小、使用腹腔镜器械可以高效地清除胰腺坏死组织。

26. 微创治疗在胰腺感染性坏死的治疗中具有非常好的前景

目前对于微创外科技术治疗胰腺感染性坏死还存在争议，但是国内外胰腺炎诊治指南均已将视频辅助微创治疗和传统外科手术放在等同的位置，甚至认为微创手术应该被优先选择。国内外许多研究均显示与传统的开腹手术相比，微创治疗具有明显的优势。虽然很多学者认为微创手术治疗不能解决所有的胰腺感染性坏死，治疗失败的病例仍然需要开腹手术，但是笔者中心的经验显示，通过合理的选择微创治疗技术，并且通过联合应用多视频辅助技术，即使是复杂的感染性胰腺坏死也可通过微创手术得到治愈。微创技术通过不断改进，不断创新，不断规范，有望完全替代开放手术被应用于胰腺感染性坏死的治疗。

参考文献

1. Working Group IAP/APA Acute Pancreatitis Guidelines.IAP/APA evidence-based guidelines for the management of acute pancreatitis. Pancreatology，2013，13（4 Suppl 2）：e1-15.

2. 中华医学会外科学分会胰腺外科学组 . 急性胰腺炎诊治指南（2014）. 中华肝胆外科杂志，2015，21（1）：1-4.

3. Raraty MG，Halloran CM，Dodd S，et al.Minimal access retroperitoneal pancreatic necrosectomy: improvement in morbidity and mortality with a less invasive approach. Ann Surg，2010，251（5）：787-793.

4. Carter R.Management of infected necrosis secondary to acute pancreatitis: a balanced role for minimal access techniques. Pancreatology，2003，3（2）：133-138.

5. Gomatos IP，Halloran CM，Ghaneh P，et al.Outcomes From Minimal Access Retroperitoneal and Open Pancreatic Necrosectomy in 394 Patients With Necrotizing Pancreatitis.Ann Surg，2016，263（5）：992-1001.

6. 蔡守旺，王鹏飞，刘志伟，等 . 腹膜后入路肾镜下感染性坏死性胰腺炎的治疗方法的改进与效果 . 中华肝胆外科杂志，2012，18（6）：439-441.

7. Li A，Cao F，Li J，et al.Step-up mini-invasive surgery for infected pancreatic

中国医学临床百家

necrosis: Results from prospective cohort study. Pancreatology, 2016, 16 (4): 508-514.

8. Parekh D.Laparoscopic-assisted pancreatic necrosectomy: A new surgical option for treatment of severe necrotizing pancreatitis.Arch Surg, 2006, 141 (9): 895-902.

9. Alverdy J, Vargish T, Desai T, et al.Laparoscopic intracavitary debridement of peripancreatic necrosis: preliminary report and description of the technique.Surgery, 2000, 127 (1): 112-114.

10. Tan J, Tan H, Hu B, et al.Short-term outcomes from a multicenter retrospective study in China comparing laparoscopic and open surgery for the treatment of infected pancreatic necrosis.J Laparoendosc Adv Surg Tech A, 2012, 22 (1): 27-33.

11. van Santvoort HC, Besselink MG, Bakker OJ, et al.A step-up approach or open necrosectomy for necrotizing pancreatitis. N Engl J Med, 2010, 362 (16): 1491-1502.

12. 李昂, 方育, 曹锋, 等. 三维腹腔镜视频辅助胰腺坏死清除术一例. 中华外科杂志, 2015, 53 (9): 667-669.

13. 李昂. 腹膜后入路腹腔镜胰腺坏死清除术. 中华普通外科杂志, 2013, 28 (8): 646.

急性胰腺炎感染性坏死的开放手术治疗

近年来，急性胰腺炎的发病率呈上升趋势，是医疗资源占用及治疗费用最大的疾病之一。急性胰腺炎的临床病程可分为3期，早期即急性期炎症期，为发病的最初2周，以SIRS和器官功能衰竭为主要表现；发病2～4周为中期演进期，以胰周液体积聚为主要表现；发病4周以后则为后期，即感染期，可发生胰腺及胰周坏死组织合并感染、全身细菌感染、深部真菌感染等，继而带来相应的并发症。感染期是患者死亡的高峰期之一，治疗的重点是感染的控制及并发症的外科干预。一旦发生胰腺及胰周坏死组织合并感染，如不进行任何外科干预，患者感染很难控制，而传统的开放胰腺坏死清除手术曾是唯一的治疗方式。

27. 急性胰腺炎外科治疗的认识在不断更新

自1889年Fitzz首先对胰腺炎做了较全面地描述到1963年Watts等首次对胰腺炎进行胰腺切除的74年间，急性胰腺炎治疗的转归一直存在着争论，胰腺切除治疗急性胰腺炎的成功揭开了外科治疗急性胰腺炎的历史。由于当时对急性胰腺炎的分类、病理进展机制认识的局限，针对急性胰腺炎主要采用早期手术引流、胰腺坏死清除、切除的手术方式，从而导致极高的手术死亡率，这种状况一直持续了 20 多年。1984 年在法国马赛召开的第二届国际胰腺炎研讨会上，第一次将急性胰腺炎分为水肿型和出血坏死型，水肿型胰腺炎常不需要手术，而出血坏死型胰腺炎则仍以早期手术为主。对急性胰腺炎坏死的病理过程及细菌感染的关系开始有明确认识的应首推 Beger，他总结了 1099 例急性胰腺炎病例，于 1991 年提出将其分为 4 类：间质 – 水肿型、坏死型、脓肿及假性囊肿，进而把坏死型分为无菌性和感染性。以此为基础，1992 年亚特兰大第四届国际胰腺炎专题研讨会提出了具有划时代意义的《以临床为基础的关于急性胰腺炎的分类法》。对急性胰腺炎的轻型、重型、急性液体积聚、坏死、急性假性囊肿、胰腺脓肿的概念、定义、病理、临床表现做出了明确的说明，并提出应结合 APACHE Ⅱ 评分对患者的整体情况做出评估，对急性胰腺炎伴有脏器功能衰竭和（或）局部并发感染性坏死、脓肿伴全身性感染症，Ranson 标准 ≥ 3 项或 APACHE Ⅱ 评分 ≥ 8 分者定义为重症急性胰腺炎。后来在 1999 年希腊圣托里尼会议上做出了一些补充，前后经过 36 年才将这个复杂的问题理顺。至此，标准的统一使各家资料有了可比性。而在治疗上，常规早期手术的观点已被彻底摒弃，目前较为一致的观点是对重症急性胰腺炎采用以感染性坏死为主要外科手术指征的综合治疗。

28. 外科治疗的基本原则趋于一致

胰腺坏死继发感染是手术的指征这一点已成为共识，但是如何诊断是临床医师面临的重要问题。针对急性胰腺炎局部并发症行外科处理的指征主要为：有证据证实或怀疑感染的存在，当出现脓毒血症，CT 检查出现"气泡征"，细针穿刺抽吸物涂片或培养找到细菌或真菌者，则考虑为感染性坏死，可行外科干预。同时还应该排除其他可能存在的感染，如深静脉导管继发感染等。

在开放手术时代，已有多篇报道显示，急性胰腺炎的手术时机应该尽量延期，这样坏死组织与正常组织之间界限比较清晰，比较容易清除，并且出血等并发症发生率较低。因此，目前急性胰腺炎感染性坏死治疗的开放手术基本原则可以总结为 3D，即延期、引流及清创（delay，drain，debride）。

对于开放手术清除胰腺坏死组织，笔者中心早期的经验是延期手术与早期手术相比可以明显减少手术次数并降低手术死亡率。而近年来随着微创手术应用越来越广泛，笔者中心的开放手术病例已经越来越少。

29. 开放手术的方式主要包括开放清除胰腺坏死组织、引流、灌洗及再次手术

传统的开腹手术清除胰腺坏死组织大致包括以下步骤：①选择上腹部正中切口或上腹部双侧肋缘下横切口。②经肝胃韧带或胃结肠韧带进入小网膜囊，此外经横结肠系膜也是常用的进入小

网膜囊的路径。③进入小网膜囊后即可显露胰腺及胰周坏死感染区域并实施坏死组织清除术，进一步钝性分离胰周坏死组织可以进入腹膜后间隙的感染区域。④坏死组织主要依靠钝性分离将其与正常组织分离并取出，不同的外科医师可能根据具体的病情不同而选择不同的坏死组织清除方式。⑤清除胰腺胰周坏死组织并吸净脓液后需要放置多根引流管引流。⑥除充分引流外，Rau B等报道了将多根引流管置于小网膜囊内，术后予以封闭灌洗。⑦术后如果因引流不畅等原因，感染仍然不能控制，则需要再次手术。

30. 开放手术的缺点和不足

开腹胰腺坏死组织清除术是治疗感染性坏死的传统方法，这种手术虽然可以有效的清除胰腺胰周坏死组织，充分地引流胰周感染区域，但是，其存在着较为明显的缺点和不足。

开腹胰腺坏死组织清除术最主要的缺点和不足是其创伤较大，手术本身可以给患者带来较大的打击，特别是术前已经合并器官功能衰竭的患者，开腹手术后尽管感染得到了一定程度的控制，但是在手术的打击下不仅原有的器官功能衰竭可能会加重，而且术后可能出现器官功能衰竭，这一点已有 RCT 研究证明。此外，手术的并发症发生率极高，近期并发症包括出血、胰瘘、肠瘘等，远期并发症包括切口疝、胰腺内外分泌功能不足等。综合多篇文献报道，开腹胰腺坏死清除术后出血的发生率为3% ～ 16.5%、胰瘘的发生率为 10% ～ 53%、肠瘘 0 ～ 22%，术后的死亡率为 4% ～ 39%。与死亡相关的危险因素包括：年龄、感染所致全身反应、术前的器官功能障碍、手术创伤的二次打击及手术并发症。而且即便是开腹胰腺坏死清除手术，也很难做到一次手术彻底清除坏死组织、控制感染，再手术率也高达 8% ～ 47%。

当前针对开腹胰腺坏死清除术的缺点与不足，为了减轻手术的二次打击，降低手术并发症，越来越多的中心开始尝试使用微创技术替代开放手术治疗胰腺感染性坏死，微创手术的方式亦多种多样。尽管在是否能够最终降低患者死亡率方面尚无循证医学证据支持，但微创手术确实可以减少术后新发的器官功能衰竭，降低手术并发症的发生。在笔者中心，由于开展多种视频辅助技术综合应用治疗胰腺感染性坏死，近年来开腹胰腺坏死清除术已极少应用。

现阶段，对于急性胰腺炎感染性坏死，仍缺乏临床或者影像学上的诊断标准来衡量选择哪一种治疗方式是最合适的，通过多学科的讨论，综合评估患者病情，实施个体化治疗，选择最适合患者的处理方式，才能提高急性胰腺炎感染性坏死的治愈率并改善其预后。

当前对于急性胰腺炎感染性坏死的外科处理体现了胰腺炎治疗总体理念的改变，即微创治疗为核心，多学科共同参与。传统开放手术对于部分重症的患者不但不能有效的控制病情，手术本身可能还会对患者带来相应的打击，导致病情加重乃至死亡，而微创治疗的理念正是可以有效改善这一现状的方式。多学科的共同参与则同样应被强调，由于重症急性胰腺炎病情的复杂多变，仅仅依靠外科单一的科室已经不能完全胜任其治疗，成立由多学科协同参与的 MDT，包括外科、内镜介入科、放射科、重症医学科等，方能有诊断的制定个体化的治疗方案。但其临床实践中外科治疗的诸多细节，如实施手术的入路、微创干预的时机和中转开放手术的指征等，均需深层次的研究与讨论。但与此同时，我们也应该客观理性的认识微创治疗，正确的认识微创技术与传统手术的关系，在对急性胰腺炎感染性坏死的外科处理上，才能把握得更加精准。

相信在不久的将来，急性胰腺炎感染性坏死的外科治疗理念将会更趋完善，治疗的准则也会更加规范。

参考文献

1. Ellis MP, French JJ, Charnley RM.Acute pancreatitis and the influence of socioeconomic deprivation. Br J Surg, 2009, 96 (1)：74-80.

2. 中华医学会外科学分会胰腺外科学组 . 急性胰腺炎诊治指南（2014）. 中华肝胆外科杂志，2015，21（1）：1-4.

3. Kokosis G, Perez A, Pappas TN.Surgical management of necrotizing pancreatitis: an overview.World J Gastroenterol, 2014, 20 (43)：16106-16112.

4. Rattner DW, Legermate DA, Lee MJ, et al.Early surgical débridement of symptomatic pancreatic necrosis is beneficial irrespective of infection.Am J Surg,

1992, 163（1）：105-109.

5. Tsiotos GG, Luque-de León E, Söreide JA, et al.Management of necrotizing pancreatitis by repeated operative necrosectomy using a zipper technique. Am J Surg, 1998, 175（2）：91-98.

6. Bradley EL 3rd.Management of infected pancreatic necrosis by open drainage. Ann Surg, 1987, 206（4）：542-550.

7. 朱斌，孙家邦.重症急性胰腺炎手术时机的再探讨.中华肝胆外科杂志, 1998, 4（3）：140-141.

8. Fernández-del Castillo C, Rattner DW, Makary MA, et al.Débridement and closed packing for the treatment of necrotizing pancreatitis.Ann Surg, 1998, 228（5）：676-684.

9. Rau B, Bothe A, Beger HG.Surgical treatment of necrotizing pancreatitis by necrosectomy and closed lavage: changing patient characteristics and outcome in a 19-year, single-center series.Surgery, 2005, 138（1）：28-39.

10. van Santvoort HC, Besselink MG, Bakker OJ, et al.A step-up approach or open necrosectomy for necrotizing pancreatitis.N Engl J Med, 2010, 362（16）：1491-502.

11. Büchler MW, Gloor B, Müller CA, et al.Acute necrotizing pancreatitis: treatment strategy according to the status of infection.Ann Surg, 2000, 232（5）：619-626.

12. Götzinger P, Sautner T, Kriwanek S, et al.Surgical treatment for severe acute pancreatitis: extent and surgical control of necrosis determine outcome.World J Surg,

2002, 26 (4): 474-478.

13. Branum G, Galloway J, Hirchowitz W, et al.Pancreatic necrosis: results of necrosectomy, packing, and ultimate closure over drains.Ann Surg, 1998, 227 (6): 870-877.

14. Connor S, Alexakis N, Raraty MG, et al.Early and late complications after pancreatic necrosectomy.Surgery, 2005, 137 (5): 499-505.

15. Tzovaras G, Parks RW, Diamond T, et al.Early and long-term results of surgery for severe necrotising pancreatitis.Dig Surg, 2004, 21 (1): 41-46.

16. Freeman ML, Werner J, van Santvoort HC, et al.Interventions for necrotizing pancreatitis: summary of a multidisciplinary consensus conference.Pancreas, 2012, 41 (8): 1176-1194.

17. Raraty MG, Halloran CM, Dodd S, et al.Minimal access retroperitoneal pancreatic necrosectomy: improvement in morbidity and mortality with a less invasive approach.Ann Surg, 2010, 251 (5): 787-793.

胰腺假性囊肿的治疗

　　胰腺假性囊肿是一种胰外的胰液集聚，其特征为血液、胰液外渗及胰腺自身消化导致局部组织坏死崩解物的积聚、不能吸收；其壁为非上皮成分，囊肿由炎性纤维结缔组织构成，因此称为假性囊肿。胰腺假性囊肿有急性和慢性之分。急性胰腺假性囊肿通常是由急性胰腺炎或胰腺外伤后液体在胰腺组织内或胰腺组织周围积聚所致，发病急，病情重。对急性胰腺假性囊肿的转归、手术和非手术治疗方案的选择，既往有不一致意见。因部分囊肿可以自行吸收，故有学者认为，急性胰腺假性囊肿可以暂时不急于处理，等 4 ～ 6 周以期自然消退或囊壁的成熟，以避免手术或有利于手术的进行。假性囊肿的位置不同，处理方法也会有所不同。目前，假性囊肿主要有 4 种治疗手段：内科保守治疗、经皮置管引流、内镜治疗及外科手术。假性囊肿的治疗应根据囊肿本身情况，结合当地医疗条件及术者个人经验，加以合理的选择，以达到最佳治疗效果。

31. 部分假性囊肿可自行吸收是内科保守治疗的依据

内科保守治疗假性囊肿的依据是部分病变可自然消退，尽管目前文献对假性囊肿自然消退率的报道并不一致。急性胰腺炎后假性囊肿自然消退率在50%以上，慢性胰腺炎假性囊肿患者囊肿壁较厚，且常伴有胰管的形态学改变（如胰管断裂、狭窄、结石形成等），自然消退率较低。一般认为，假性囊肿无明显症状、无并发症、无增大趋势者可暂予保守治疗。急性胰腺炎囊肿＞6cm、观察6周以上仍未见吸收消退者应考虑放弃保守治疗，因为持续6周以上仍未见吸收的假性囊肿很少自然消退，持续存在的假性囊肿可能导致各种并发症，如感染、出血、破裂或压迫消化道造成梗阻。Cheruvu等对36例假性囊肿行非手术治疗，成功率为39%（14/36），并发现导致治疗失败的最重要原因是持续的腹痛（73%），而非感染、出血、囊肿破裂等，因此认为，只要患者症状可控制，保守治疗及其并发症均是可接受的。内科保守治疗假性囊肿并未形成统一的方案，生长抑素类药物能够显著抑制胰液的分泌，早期使用可能促进囊肿的闭合。

32. 经皮置管引流需严把适应证

经皮置管引流创伤小、操作相对简单，多在CT或超声引导下进行，可放置多根引流管，迅速改善患者状况，主要适用于短期迅速增大的囊肿、囊肿合并感染、囊肿压迫邻近器官、临床症状严重、囊肿合并持续不能缓解的疼痛、全身状况差、手术风险大或高龄等原因不适合外科手术的患者。手术操作可在导丝或 Trocar 引导下置入 7-12F 猪尾型导管，其路径包括经腹腔、经腹膜后、经肝、经胃、经十二指肠等。文献报道经皮置管引流术的失败率约为 16%，复发率 7%，并发症发生率 18%，由于慢性胰腺炎患者更多的存在主胰管的形态异常及囊肿胰管间交通，经皮置管引流的失败率更高。有学者曾将假性囊肿分为 3 型：Ⅰ 型，伴发于急性胰腺炎的假性囊肿；Ⅱ 型，伴发于慢性胰腺炎急性发作的假性囊肿；Ⅲ 型，伴发于慢性胰腺炎的假性囊肿。经皮置管引流对 Ⅰ 型最为有效，对 Ⅱ 型患者有效率下降，且引流时间延长，而对 Ⅲ 型患者几乎无效。经皮置管引流的主要并发症为与穿刺置管有关的出血、感染或导管移位、阻塞等。胰腺皮肤瘘是较为严重的并发症，多见于囊肿胰管交通者，治疗棘手，因此，经皮置管引流要严把手术指征。

33. 内镜治疗已经成为胰腺假性囊肿治疗的重要手段之一

假性囊肿的内镜治疗始于 1983 年，随着技术的进步及商品化囊肿内引流器械和材料的出现，内镜迅速成为假性囊肿的一线治疗手段。同手术内引流一样，内镜治疗的目的在于建立囊肿及消化道间的通道以引流囊液，主要包括两种方式：经十二指肠乳头及经消化道壁。总体上而言，内窥镜治疗应遵循以下原则：①囊肿与消化道壁之间的距离＜1cm。②穿刺部位应选择在囊肿最膨出处。③囊肿一般应为单个、囊壁成熟、直径＞5 cm、消化道受压明显。④首先行胰管造影，经十二指肠乳头引流为首选。⑤囊肿有症状、保守治疗无效、持续存在＞4周可考虑内镜治疗。⑥应除外囊性肿瘤及假性动脉瘤。

（1）内镜下经十二指肠乳头引流术

理论上，若假性囊肿与主胰管相交通，通过降低胰管 Oddi 括约肌压力，可使假性囊肿内囊液经十二指肠乳头进入肠道，促进假性囊肿闭合。具体方法为将导丝通过主胰管直接置入假性囊肿囊腔，切开胰管 Oddi 括约肌，然后沿导丝将 5-7F 支架置入。该方法还可用于近端胰管被结石堵塞或胰管狭窄者，但不适于治疗位于胰尾的假性囊肿。由于置入的胰管支架较细，引流液的性质显得尤为重要。若囊液黏稠或含有较多的感染、坏死物质，容易引起支架堵塞，可置入鼻胰管，通过反复冲洗、吸引减少支架堵塞。通常每6～8周需要更换一次支架直至囊肿消失。支架放置时间取决于囊肿消退的速度，文献报道的中位时间约为4.4个月。对于感染性囊肿，全身应用广谱抗生素是必要的。

（2）内镜下经胃或十二指肠引流术

若内镜下发现假性囊肿压迫胃或十二指肠腔形成明显的隆起，可考虑行经胃或十二指肠引流术。术前 CT 及术中超声内镜检查有助于明确假性囊肿与消化道之间的毗邻关系。具体方法为内镜直视下，用针形刀在胃肠道受压迫最明显处开一小口，进入假性囊肿后，将穿刺针从套管中抽出，注入造影剂，明确套管的确切位置，然后在导丝的引导下放入有多边孔的合适大小支架（7-12F）至囊肿腔，待囊肿完全消失后可予拔出。

随着技术的进步，内镜治疗假性囊肿的技术成功率已达92%～100%，失败的主要原因为囊肿压迫消化道不明显、穿刺失败及出血等。长期随访发现囊肿完全消退率为65%～92%，短期疗效可能更好，但不论是经乳头还是经消化道壁引流均有6%～23%的复发率。内镜治疗的并发症应引起重视，文献报道其发生率为5%～19%，其中出血最为严重，常需急诊行内镜下硬化或手术治疗。肝硬化患者上消化道静脉常呈曲张状态，经消化道壁引流易致难以控制的大出血，应列为内镜治疗的相对禁忌证。超声内镜的引入有助于明确假性囊肿、血管及消化道间的相互关系，减少出血的风险。经十二指肠乳头引流的并发症常与ERCP有关，主要为胰腺炎及细菌移位导致的局部或全身感染。另外支架移位、堵塞亦较为常见。

（3）超声内镜技术的发展使内镜治疗迅速成为假性囊肿的一线治疗手段，但仍有其缺陷

传统超声内镜头端呈一斜面，使镜下治疗装置从活检通道传出时成一锐角，在接近目标区域时，作用于治疗装置的反作用力常使内镜远离消化道壁，从而导致治疗失败。为保证治疗装置顺利穿出，内镜的头端需尽量保持竖直状态。这在技

术上存在一定的困难，特别是在胃底贲门部、十二指肠及直肠乙状结肠连接处。为克服上述困难，Olympus 公司开发出了直视镜系统，Voermans 等报道了其用于治疗假性囊肿的初步经验，全部 7 例患者治疗成功，其中 2 例为传统超声内镜治疗失败者。

34. 外科手术治疗安全、有效

假性囊肿的外科手术包括外引流术、内引流术及切除术，其优点在于可将潜在的病变一并处理并使囊肿得到较为彻底的引流。假性囊肿外科治疗的适应证为：①内镜和介入治疗失败或存在禁忌证，如肝硬化静脉曲张。②复杂性假性囊肿和多发主胰管狭窄。③并发其他复杂疾病如胰头炎性肿块。④假性囊肿压迫胆总管。⑤多发胰尾假性囊肿。⑥囊肿出现出血、感染、破裂。⑦怀疑囊性肿瘤。外科手术应在假性囊肿囊壁充分成熟后进行。一般认为，急性胰腺炎及胰腺创伤形成的假性囊肿，6 周后可行手术，慢性胰腺炎假性囊肿囊壁本身较厚，无需延迟手术。

（1）外引流术

由于介入治疗的广泛开展，以单纯外引流为目的的手术已基本被放弃，主要用于经皮穿刺置管引流失败、囊肿破裂、囊壁未成熟但出现感染、出血等并发症，以及准备行囊肿内引流术的病例术中发现囊壁不成熟、被迫行外引流等情况。

（2）内引流术

内引流术主要用于全身情况较好，囊肿壁已经成熟，无并发症和无自然吸收可能的假性囊肿患者。在行内引流时，一般根据假性囊肿的位置决定手术方式。①囊肿胃吻合术：当囊肿贴于胃后壁可以行囊壁胃吻合。②序贯式外内引流术：兼有内外引流的优点，适用于不宜行内引流的已感染和壁尚未成熟的薄壁囊肿。③囊肿十二指肠吻合术：当假性囊肿位于胰头部和体部时，可行囊壁十二指肠吻合。Becker 等报道该术有 5% 的死亡率和 5% 的复发率，并建议避免伤及胰段胆总管和胃十二指肠动脉。④囊肿空肠 Roux-en-Y 吻合术：适合于所有的假性囊肿，较囊肿胃吻合复杂，但手术并发症如出血、感染、脓肿、复发等比较低，故成为 20 世纪 80 年代常用的内引流术。⑤胰空肠侧侧吻合术：经ERCP 检查发现，有胰管狭窄阻塞，继发扩张并与囊腔交通的慢性胰腺炎患者，无论内引流还是外引流，都不能改善胰腺外分泌受阻。为了引流假性囊肿，使主胰管减压，此时可行胰空肠侧侧吻合术。即将主胰管前壁全程切开，与空肠袢做侧侧吻合，胰外假性囊肿和空肠袢游离端吻合，胰内假性囊肿与空肠袢做侧侧吻合。虽然假性囊肿囊腔内无上皮组织，但与有黏膜的胃或空肠吻合后，囊腔将闭合消失，一般不会形成食物或消化液反流进入囊腔的情况。内引流术后临床观察表明，一般术后 7d 囊腔可缩小50%，2 ～ 3 周可完全消失。内引流术疗效确切，复发率低，文献报道为 2.6% ～ 4.4%。无论采取何种内引流术，术后近期内最常见的并发症主要为消化道出血，也是术后导致患者死亡的主要原因。囊肿胃吻合术后出血率（36.8%～42.9%）高于囊肿空肠吻合术（10.7%～15.8%），且出血量较大。有些学者近年来已较少采用囊肿胃吻合术，出血率较高是其主要原因。但亦有学者认为，虽然囊肿胃吻合术后出血率较高，但多数是可以控制的，该术式仍是一种简单有效的内引流方法，对符合行囊肿胃吻合术的患者，不应刻意为行囊肿空肠吻合术而进行不必要的解剖分离，导致囊肿破裂，被迫行外引流术。假性囊肿行内引流术应注意：①吻合口应位于囊肿最低位，避免发生引流不畅或感染。②吻合口应足够大（＞3cm），需梭形切除部分囊壁防止吻合口狭窄及过早闭合。③多房性囊肿应将分隔去除，以利于充分引流。④囊壁应行病理学检查，排除真性囊肿及囊性肿瘤。⑤如果合并有胆道、胰管梗阻，可同时行胆肠吻合和胰肠吻合。

（3）切除手术

手术切除主要用于多发及位于钩突部囊肿不适合行引流术者，另外，假性囊肿合并假性动脉瘤继发消化道出血、合并有胆总管或十二指肠梗阻及囊肿难以与肿瘤性病变相鉴别时可考虑手术切除。但囊肿切除术这一概念较模糊，因为囊肿主要是由于炎症的长期刺激而形成的纤维组织增生层，没有真正意义上的包膜或内皮层，囊壁实际上是周围器官壁，因而不可能完全切除囊壁。囊肿切除的含义，包括切除部分囊壁、清除囊液坏死组织及胰腺残端。若合并胰源性门脉高压症，应行脾脏联合切除术。

在囊肿形成过程中，囊内压力增高时，便向抵抗力较低的部位突出，甚至突入盆腔腹膜后间隙，因而临床上巨大胰腺假性囊肿的形状常呈不规则形。巨大囊肿常侵及脾门，引起脾静脉受压或血栓形成，导致左侧门静脉高压症，胃底食管下段静脉曲张，并发上消化道出血。具体术式有胰体尾切除术（保留或不保留脾脏）、胰十二指肠切除术（保留或不保留幽门）、Beger 术及 Frey 术等。

（4）腹腔镜手术

腹腔镜作为一种技术手段较之常规手术治疗具有创伤小、效果良好、住院周期短的特点。在相应的器械的帮助下，有经验的医师能完成大部分原本需要开腹完成的手术。Hauters 等认为，腹腔镜手术除较低的死亡率和良好的术后效果外，还能确切止血，有助于彻底清除坏死物质。Alshannafev 等认为腹腔镜手术也可安全有效地运用于少年儿童的假性囊肿的治疗。Palanivelu 等报道了超过 100 例的治疗经验，所有患者均成功手术，术后仅有 1 例复发。囊肿胃吻合术为最常用的术式，出血等并发症较内镜治疗低。常用于治疗假性囊肿的腹腔镜手术有：经胃肠腔的囊肿胃吻合术、经胃前壁囊肿胃吻合术、应用小网膜囊技术的囊肿胃吻合术、囊肿空肠吻合术和胰尾切除术。

参考文献

1. 华军，李海良 . 胰腺假性囊肿的形成机制和处理原则 . 医学综述，2005，11（6）：519-521.

中国医学临床百家

2. 陈学云，冯雁康，许超，等. 119 例重症急性胰腺炎的治疗方法与效果分析. 肝胆胰外科杂志，2008，20（3）：184-186.

3. Cheruvu CV, Clarke MG, Prentice M, et al.Conservative treatment as an option in the management of pancreatic pseudocyst.Ann R Coll Surg Engl, 2003, 85（5）：313-316.

4. Pitchumoni CS, Agarwal N.Pancreatic pseudocysts. When and how should drainage be performed？ Gastroenterol Clin North Am, 1999, 28（3）：615-639.

5. Barthet M, Sahel J, Bodiou-Bertei C, et al.Endoscopic transpapillary drainage of pancreatic pseudocysts.Gastrointest Endosc, 1995, 42（3）：208-213.

6. Ho HS.Clinical usefulness of a treatment algorithm for pancreatic pseudocysts. Gastrointest Endosc, 2008, 67（2）：253-254.

7. Aghdassi A, Mayerle J, Kraft M, et al.Diagnosis and treatment of pancreatic pseudocysts in chronic pancreatitis.Pancreas, 2008, 36（2）：105-112.

8. Baron TH, Harewood GC, Morgan DE, et al.Outcome differences after endoscopic drainage of pancreatic necrosis, acute pancreatic pseudocysts, and chronic pancreatic pseudocysts. Gastrointest Endosc, 2002, 56（1）：7-17.

9. Trevino JM, Varadarajulu S.Initial experience with the prototype forward-viewing echoendoscope for therapeutic interventions other than pancreatic pseudocyst drainage（with videos）.Gastrointest Endosc, 2009, 69（2）：361-365.

10. Voermans RP, Eisendrath P, Bruno MJ, et al.Initial evaluation of a novel prototype forward-viewing US endoscope in transmural drainage of pancreatic pseudocysts（with videos）. Gastrointest Endosc, 2007, 66（5）：1013-1017.

11. 张太平，赵玉沛，杨宁，等．胰腺假性囊肿治疗方式的选择与评价．中华外科杂志，2005，43（3）：149-152．

12. 许元鸿，郭克建，郭认宣，等．胰腺假性囊肿的治疗研究．中华普通外科杂志，2007，22（2）：92-95．

13. 蔡秀军，黄迪宇，虞洪，等．胰腺假性囊肿的诊治体会．中华普通外科杂志，2006，21（1）：21-22．

14. 孙风林，杨永忻，雷树林，等．胰腺假性囊肿治疗方式选择与分析．中国现代普通外科进展，2008，11（1）：77-78．

15. 沈火剑，季福，施维锦，等．胰腺假性囊肿诊治．中国现代普通外科进展，2007，10（1）：14-17．

16. Park AE，Heniford BT.Therapeutic laparoscopy of the pancreas.Ann Surg，2002，236（2）：149-158.

17. Hauters P，Weerts J，Peillon C，et al.Treatment of pancreatic pseudocysts by laparoscopic cystogastrostomy.Ann Chir，2004，129（6-7）：347-352.

18. Al-Shanafey S，Shun A，Williams S.Endoscopic drainage of pancreatic pseudocysts in children.J Pediatr Surg，2004，39（7）：1062-1065.

19. Palanivelu C，Senthilkumar K，Madhankumar MV，et al.Management of pancreatic pseudocyst in the era of laparoscopic surgery--experience from a tertiary centre.Surg Endosc，2007，21（12）：2262-2267.

急性胰腺炎其他并发症的诊断与治疗

35. 胰瘘是急性胰腺炎常见的并发症

与胰腺切除手术不同，急性胰腺炎后胰瘘并未引起足够的重视。因为 AP 过程中伴有小胰管的损伤、破裂，胰周积液中淀粉酶水平可明显升高。因此，我们认为因 IPN 接受手术的病例，第一次手术时胰周积液中的高淀粉酶值不能作为诊断胰瘘的依据。在患者的胰周积液引流后，若胰周引流管持续存在含有高淀粉酶的引流液，应警惕胰瘘的存在，因为已经进行了胰腺及胰周坏死组织的清除手术。我们认为，AP 术后的胰瘘很大程度上与手术操作有关。

胰瘘的诊断：目前并无专门诊断 AP 后胰瘘的标准。我们在临床实践中参考胰腺切除术后胰瘘的诊断标准进行。现时，国际胰腺外科研究组（International Study Group of Pancreatic Surgery，ISGPS）工作组胰瘘诊断标准应用最为广泛。2010 年，中华医学会外科学分会胰腺外科学组发布了《胰腺术后外科常见并发症预防及治疗的专家共识（2010）》，成为我国临床诊断胰瘘的标准。根据我国的标准，胰瘘的诊断标准定义为：术后第 3d 或以后，吻合口或胰腺残端液体引流量＞ 10mL/d，引流液淀粉酶浓度高于正常血浆淀粉酶上限 3 倍，且连续 3d 以上；或存在临床症状（如发热等），超声或 CT 等影像学检查发现吻合口周围液体积聚，穿刺证实液体中淀粉酶浓度高于正常血浆淀粉酶上限 3 倍。

胰瘘的分级：临床上常用的胰瘘分级标准也来源于 ISGPS 工作组。我国的共识与 ISGPS 推荐一致，依据临床表现的不同制定了胰瘘的分级标准。A 级胰瘘：此级别的胰瘘最常见，称为"一过性瘘"，没有临床意义，不需要临床干预，在正常临床路径上很少需要改变。患者经口喂食，临床表现良好，不需使用全肠外营养、抗生素或生长抑素类似物。CT 扫描显示通常无胰周液体积聚。A 级胰瘘不会推迟出院，一般通过延迟拔除手术留置的引流管即能解决问题。B 级胰瘘：此级别的胰瘘需要改变处理策略或调整临床路径。通常患者需要禁食，使用部分或全肠外或肠内营养支持。胰周引流通常保持原位，但如引流不畅，CT 扫描可能会提示胰周液体积聚，需要重置或调整引流管。当合并腹痛、发热和（或）白细胞减少时，通常需要使用抗生素，生长抑素类似物也可使用。B 级胰瘘常会推迟出院，或者需要出院后再入院治疗。许多 B 级胰瘘患者可以在保证引流管在原位的情况下

出院，门诊随访。如果需要侵袭性操作，胰瘘则升级到 C 级。C
级胰瘘：此级别的胰瘘需要显著改变处理策略或调整临床路径。
临床稳定性可能呈交界状态。临床应积极干预，患者应禁食，并
予全肠外或肠内营养，静脉使用抗生素和生长抑素类似物。患
者应在加强监护病房接受治疗。CT 通常提示明显的胰周液体积
聚，需要经皮引流。患者需要延长住院时间，推迟出院。临床上
另一常用的关于胰腺术后胰瘘定义来自美国纽约的著名癌症中心
MSKCC（Memorial Sloan-Kettering Cancer Center）。其定义为：
具有临床胰瘘症状及体征，术后 10 d 高淀粉酶引流液 > 50 mL/d。
根据临床表现及结局的不同，MSKCC 将术后胰瘘分为 5 级：1
级：需口服药物治疗或于临床医疗护理治疗；2 级：需静脉药物
治疗、抗生素、完全肠外营养治疗等；3 级：需放疗、内镜治疗
甚至手术干预治疗；4 级：有以上术后并发症导致的慢性功能不
全；5 级：死亡。

IPN 术后胰瘘的治疗：IPN 术后常放置多根引流管，胰瘘患
者可通过通畅引流治疗，一般不需专门的内镜或手术治疗。近年
来，药物预防及治疗胰瘘的研究取得了较多进展。常见的包括预
防性应用乌司他丁抑制胰蛋白酶作用；应用 H_2 受体阻滞剂（如
法莫替丁等），通过抑制胃酸分泌、降低胃酸对十二指肠壁细胞
的刺激，减少促胰液素的分泌，使胰液分泌较少；应用对消化道
和胰腺内、外分泌功能有强大抑制作用的生长抑素（SST）类药
物等。美国纽约 MSKCC 癌症中心 2014 年报道的一项随机对照

试验对一种新的 SST 类似物——帕西瑞肽（pasireotide）进行了研究。该研究共纳入 300 例患者。这些患者均需要进行胰十二指肠切除术或胰体尾切除术。300 例患者被分为两组。实验组 152 例患者皮下注射帕西瑞肽，对照组 148 例患者则接受安慰剂治疗。治疗从手术当日早晨开始，1 天 2 次，连续 7d。实验主要观察的结果是胰腺术后的严重并发症，包括 3 级以上胰瘘和胰腺脓肿。结果显示，在胰腺切除术后 2 个月的随访过程中，300 例患者共有 45 例出现了严重并发症，与给予安慰剂的对照组相比，3 级以上胰瘘和胰腺脓肿的发生率在接受帕西瑞肽药物的实验组明显降低。此结果与胰腺手术方式无关，与术前胰管是否扩张也无关，差异具统计学意义。

36. 消化道瘘是胰腺感染性坏死的另一严重局部并发症

消化道瘘是 IPN 术后的严重并发症，病程凶险，病死率高。临床上应以预防为主，避免肠瘘的出现。IPN 术后的消化道瘘包括胃瘘、十二指肠瘘、小肠瘘及结肠瘘。

在我们的临床实践中，视频辅助下经上腹正中小切口胰腺坏死组织清除是常用术式。这一手术需要切开胃结肠韧带，在 IPN 的病例，上腹部感染严重，组织水肿明显，术中的牵拉及能量平台的损伤可能导致胃壁损伤，出现即时或延迟的胃瘘。若术中发现即时胃瘘可给予修补，多无明显不良后果。我们在工作中发现，延迟胃瘘主要出现在胃后壁，漏出液流向小网膜囊，而此时小网膜囊内常存在多根引流管，可将漏出液迅速引出，这部分病例多可自愈。再次过程中可使用 PPI 制剂及生长抑素类药物，减少胃酸及消化液的分泌，促进瘘口愈合。

十二指肠瘘多是由使用经右侧入路手术时出现的十二指肠损伤引起，通常的损伤部位在十二指肠降部的外侧。手术过程中，通常会在此区域放多根引流管，若引流效果良好，患者未出现明显的腹膜炎表现，表明污染仅存在于十二指肠周围的腹膜后区域，此时，多可通过非手术治疗获得治愈。若已出现弥漫性腹膜炎的表现，则剖腹手术难以避免，需进行胆道及消化道的转流。在 ERCP 术后出现十二指肠或胰头区域感染的患者，要特别注意区分十二指肠穿孔。十二指肠穿孔后其炎症区域多局限在十二指肠周围，即右侧的腹膜后区域，胰腺体尾部炎症常不明显。手术多由右侧腹膜后入路进行，术中发现腹膜后脂肪组织坏死不明显，胰腺几乎无坏死。ERCP 术后胰腺炎常表现整个胰腺区域的炎症，胰腺体尾部也较明显，手术可能需要上腹正中及左侧入路，术中可发现胰腺及胰周组织坏死明显，具有典型 IPN 的表现。

采用微创手术后，IPN 术后小肠瘘少见。在笔者单位，微创手术多经由左侧或右侧腹膜后入路，及上腹正中小切口进行（此时仅进行网膜囊内的操作，不进入腹膜腔）。即使对进行了多次手术的病例，也不进入腹腔操作，因此可有效避免小肠瘘的发生。根据开腹手术时代的经验，小肠瘘发生常导致患者严重的腹腔感染，病死率明显升高，特别是出现了多处小肠瘘的患者。小肠瘘治疗的一般原则包括营养支持、抗感染、通畅引流等适用于 IPN 术后肠瘘的治疗。近年来，内镜技术的发展使通过非手术、损伤小的介入性治疗修复肠瘘成为可能。介入性疗法包括真空负压引流、纤维蛋白胶封堵（胶堵）、支架、窦道栓、缝合和 Over The Scope Clip （OTSC）吻合夹等。真空负压引流适用于肠瘘早期清除瘘周围的炎性环境，为组织愈合创造良好的环境。支架跨过瘘，可帮助暂时恢复胃肠道的连续性。胶堵适合管状瘘，窦道栓插入瘘口及窦道可封闭肠瘘，内镜下缝合用于治疗最大径＞1cm 的瘘，成功率较高。而 OTSC 吻合夹适用范围广，适合大的缺损。内镜下介入性治疗肠瘘避免了再次手术，可作为特定患者的一线治疗选择。

结肠瘘在微创手术时也时有发生。经右侧入路手术时可能损伤升结肠，经上腹正中小切口手术时可能损伤横结肠，经左侧入路手术时可能损伤降结肠。若术后引流管中出现粪便样引流液可诊断结肠瘘。部分患者结肠瘘口小，粪便引流量小，引流通畅，全身感染不重，可采用非手术方式。若患者出现腹膜炎表现，感染情况加重，需进行回肠或结肠造口，转流粪便。

37. 出血需要明确原因，区别对待

IPN 术后出血分为消化道出血和腹腔内出血两种情况。在笔

者单位的实践中，参考 ISGPS 的定义，将 IPN 术后出血分为轻度及重度。①轻度：无严重临床表现及无需输血。②重度：由于严重出血，24 h 内输血量大于 4 个或 6 个单位，血色素下降大于 40 g/L，需要再次手术或介入治疗。

IPN 术后的消化道出血多是由应激性溃疡所致，因此推荐围手术使用 PPI 制剂。消化道出血的确诊依赖内镜检查，其严重程度也可按照我国《急性非静脉曲张性上消化道出血诊治指南（2015年，南昌）》来分类。根据指南的推荐，对于再出血的高危患者，静脉应用大剂量埃索美拉唑（80 mg 静脉推注 +8 mg/ h 速度持续输注 72 h）可降低再出血率，而且大剂量静脉埃索美拉唑滴注及后续口服治疗具有良好的安全性，不增加不良事件；对于低危患者，可采用常规剂量 PPI 治疗。

IPN 术后的腹腔内出血主要表现为通过腹腔引流管引流出新鲜血液，患者临床症状恶化、原因不明的低血压或心动过速及血色素的下降。在我们的临床实践中，IPN 手术通常经左侧或右侧腹膜后入路及经上腹正中小切口进行。来源于上腹正中切口引流管的出血常是由于横结肠系膜内或胰周血管出血所致，此时可迅速拔出引流管，直视下寻找出血部位，在部分患者可发现横结肠系膜血管的破裂出血，缝扎止血非常有效。来源于左侧或右侧腹膜后引流管的出血不能在直视下发现出血部位，需 DSA 介入治疗。发现出血部位后，需进行"犯罪"血管的"二点法"栓塞。

IPN 的术中出血是较为棘手的情况，特别是出血部位在距离皮肤比较深的窦道中时。出血凶猛时无法通过视频设备观察到出血点，有时即使发现了出血点，由于操作空间有限，也很难采取有效的止血措施。所幸的是，此时的出血多由静脉破裂引起，压迫止血常有效且成为唯一的止血措施。若出血量较大，可使用宫腔纱条填塞止血，术后谨慎取出纱条并严密观察出血情况。对于汹涌的动脉性出血，若压迫止血无效，需紧急进行剖腹或 DSA 手术治疗。对于既往存在出血并发症的患者，再次手术时，考虑到再出血的风险较大，在条件允许的单位，可考虑在杂交手术室进行手术。如术中出现难以控制的大出血，可立即进行介入手术。

38. 乳糜漏需予以足够重视

乳糜漏作为胰腺切除术后的并发症日益受到临床的重视，但其在 IPN 手术后是否会出现仍不明确。由于现在提倡早期的经胃肠道营养，而乳糜漏患者需接受禁食治疗，这一矛盾使得临床必须对乳糜漏有准确认识。

目前，对胰腺切除术后的乳糜漏定义未取得完全的共识。近年来，胰腺切除术后的乳糜漏越来越受到重视，文献报道也日渐增多。2008 年，荷兰学者首先定义了胰腺切除术后乳糜漏的标准：肠内营养开始后，引流液呈"牛奶"样，且引流液甘油三酯水平 > 1.2mmol/h（110mg/dl），并且根据发生乳糜瘘后对患者临床结局的影响将乳糜漏分为 A、B、C 级（表 3）。

表3 乳糜漏分级

标准	Grade A	Grade B	Grade C
临床情况	好	通常较好	较重
感染迹象	无	无	有
超声/CT	阴性	阴性/阳性	阳性
乳糜漏持续时间	<7d	7～14d	>14d
饮食要求	是/否*	是	是†
持续引流	无	常有	有
外科干预	无	无	有/无‡
住院时间延长	无	是	是
再入院	否	否	是/否

注：* 短链甘油三酯饮食；† 全胃肠外营养；‡ 穿刺、手术修补、腹膜静脉分流

在上述定义下，胰腺切除术后乳糜漏的发生率约为10%，B+C级乳糜漏发生率约为4%。术后乳糜漏发生的危险因素仍不明确。有研究认为，术前糖尿病、胰腺恶性肿瘤手术、远端胰腺切除、手术时间＞180min、术后胰瘘及腹腔脓肿是乳糜漏发生的危险因素。

目前，术后乳糜漏是否会影响患者预后尚不明确，但大多认为，乳糜漏可能会导致患者禁食及住院时间的延长。IPN术后乳糜漏发生率未见报道，也不知道其是否影响患者预后。理论上讲，淋巴管沿动脉分布，在癌手术时清扫淋巴结后可能切断淋巴管，特别是在行广泛腹膜后淋巴结清扫后可能发生乳糜漏。在IPN手术时，清除胰腺及胰周坏死组织，但是否切断了淋巴管尚

不明确。在临床工作中，我们发现部分 IPN 患者在手术后引流管出现"牛奶样"引流液，考虑有乳糜漏发生。临床上需进一步观察其发生的危险因素及对临床结局的影响。

39. 结肠梗阻是相对少见的局部并发症

IPN 后结肠梗阻相对少见，文献报道其发生率约为 3.9%。发病机制不明，现主要认为与胰腺周围炎症导致的结肠挛缩有关。在胰腺炎时，早期胰酶外溢并被激活引起胰腺自身消化和胰周围及腹腔器官的脂肪组织被胰酶所分解，其中的脂肪酸与组织中的钙结合形成钙皂；胰腺自身及腹膜后，尤其肠系膜根部脂肪坏死液化，部分患者合并感染，胰周和腹膜后脓肿形成，进一步加剧局部炎症反应；后期机体对此种液化性坏死进行纤维性修复，通过肉芽组织增生、溶解、吸收损伤局部的坏死组织并填补组织缺损，随后肉芽组织转化成以胶原纤维为主的瘢痕组织，瘢痕在后期由于水分的显著减少而引起体积变小，同时瘢痕收缩也与其中过度增生的成纤维细胞有关。这可能就是结肠系膜皂化变硬挛缩的原因。

由于瘢痕坚韧又缺乏弹性加上结肠在腹腔中有脾曲和肝曲的韧带固定，因此，瘢痕收缩易引起结肠变形及功能障碍。同时，在结肠系膜脂肪坏死液化化脓及纤维性修复的过程中，结肠系膜中的血管不可避免地受到损害，使结肠肠管发生缺血性改变，亦可引起结肠发生器质性和功能性改变。

IPN 伴随的结肠梗阻，女性多见，多在发病 6 周以后出现，梗阻症状呈进行性加重，保守治疗无效，狭窄可发生于结肠任何部位，但在结肠脾曲及横结肠多见。由于梗阻是机械性的，通常需进行外科手术干预。可行一期切除吻合或造瘘手术，待患者全身情况改善后再行确定性手术。

40. 门静脉系统血栓形成首选低分子肝素抗凝治疗

这里涉及的门静脉系统血栓形成包括门静脉主干、脾静脉及肠系膜上静脉血栓形成。胰腺与门静脉系统在解剖学上的密切关系是炎症时发生门静脉血栓的重要原因。理论上，任何因素引起的胰腺炎症均可造成血管痉挛和内膜损害，引起与胰腺毗邻的门静脉系统血栓形成，导致脾胃区静脉系统压力升高。另外，在胰腺炎的疾病发展过程中，多种因素导致的高凝状态、血管内皮细胞损害也是导致门静脉系统血栓形成的重要因素。

有研究认为，胰腺炎过程中的液体复苏与门静脉系统的血栓形成也有一定联系。在胰腺炎早期，机体有效循环血量锐减，而大量快速输液又将导致全身水肿加重，腹腔压力进一步增高，引起组织缺氧，因此补液不足或过度均可导致门静脉系统血栓的发生。若补液不足，可导致血液黏滞度增加，血液呈高凝状态，加重组织缺氧，损伤血管内皮细胞，从而导致血栓形成；而大量快速补液，可因腹腔压力增加而使血流速度减慢，进一步损伤血管内皮细胞，导致门脉系统血栓发生。在胰腺炎早期，通常进行

TPN 营养支持，可导致患者血液黏稠度增高，门静脉发生血栓。

我们的临床实践中未发现 IPN 伴有门静脉血栓形成出现急性肠坏死的病例。治疗上首选低分子肝素的抗凝治疗，部分病例可出现再通。近年，可见经肠系膜上动脉介入溶栓治疗急性门脉系统血栓的报道，值得临床进一步探索。需注意的是，若门静脉系统血栓机化而导致完全梗阻，可形成左侧腹门静脉高压及脾功能亢进。

参考文献

1. 中华医学会外科学分会胰腺外科学组，中华外科杂志编辑部 . 胰腺术后外科常见并发症预防及治疗的专家共识（2010）. 中华外科杂志，2010，48（18）：1365-1368.

2. Grobmyer SR，Pieracci FM，Allen PJ，et al.Defining morbidity after pancreaticoduodenectomy: use of a prospective complication grading system.J Am Coll Surg，2007，204（3）：356-364.

3. Allen PJ，Gönen M，Brennan MF，et al.Pasireotide for postoperative pancreatic fistula.N Engl J Med，2014，370（21）：2014-2022.

4. Wente MN，Veit JA，Bassi C，et al.Postpancreatectomy hemorrhage（PPH）：an International Study Group of Pancreatic Surgery（ISGPS）definition.Surgery，2007，142（1）：20-25.

5. 中华内科杂志，中华医学杂志，中华消化杂志，等 . 急性非静脉曲张性上消化道出血诊治指南（2015 年，南昌）. 中华消化杂志，2015，35（12）：793-

798.

6. van der Gaag NA，Verhaar AC，Haverkort EB，et al.Chylous ascites after pancreaticoduodenectomy: introduction of a grading system.J Am Coll Surg，2008，207（5）：751-757.

急性胰腺炎局部并发症处理概要

如前所述，急性胰腺炎的局部并发症主要包括急性胰周液体积聚、急性坏死物积聚、包裹性坏死和胰腺假性囊肿。其中APFC和ANC发生于病程早期（急性期），即2周以内；WON与胰腺假性囊肿多发生于病程后期（感染期），即起病4周以后。而ANC和WON如果继发感染，则称为感染性坏死。

在发病不同阶段所出现的并发症，最终可出现相同或不同的转归：坏死组织和积液被局限并被吸收；胰腺坏死合并感染可形成感染性坏死；坏死组织和积液不能被吸收而积聚于胰周、腹膜后和网膜囊内，有的逐渐形成胰腺假性囊肿。因此在不同时期处理不同类型并发症的方法也是不同的。

41. 各类局部并发症的处理原则有所不同

APFC和ANC：发生于起病2周以内，表现为胰周或胰腺远隔间隙内液体或混合有液体和坏死组织的积聚。这些液体和坏死物多是无菌的，且多可在发病数周内自行消失，如果没有明显症状，没有出现胃肠道压迫梗阻，那么建议应尽可能通过器官支持、抗炎等药物治疗，使炎性渗出逐渐自行吸收，胰管内瘘自行修复。如出现腹膜后大量积液可能引起胃肠道梗阻而无法实施肠内营养，可以尝试通过 B 超或 CT 引导下腹膜后入路 PCD，以减轻压迫症状，保障肠内营养的实施。其主要的风险在于原来封闭的无菌性环境被开放，会增加感染概率。另外，如果治疗期间出现了暴发性急性胰腺炎、腹腔室隔综合征等严重的全身并发症的情况，则应在进行非手术治疗同时密切观察患者脏器功能的变化。如果出现器官功能障碍进行性加重，应及时做好手术准备。由于此时患者已经处于严重应激状态，不适宜遭受太大打击，以免雪上加霜，因此手术方式应尽量从简，有效引流腹腔内及腹膜后积液，不宜广泛探查和切除。引流方法则应首选创伤小、操作简单快速的 B 超或 CT 引导下行经皮穿刺置管引流治疗。

WON：发生于起病 4 周后，是胰腺和胰周坏死组织积聚和液化后，由炎性包膜包裹的结果。一般与周围组织境界较清晰，多数并不合并感染，如果患者没有症状，建议定期随访观察，原则上不必行手术治疗。但如果随访期间胰腺和胰周坏死发生感染，则需进一步手术干预。

胰腺假性囊肿：一般发生于病程后期，即起病 4 周以后。表现为有完整非上皮性包膜包裹的液体积聚。假性囊肿的治疗方面，早年临床医师即认识到大多胰腺假性囊肿无需特殊干预。

1990 年 Singer 等提出"watch and wait"策略。目前的研究普遍认为，无菌的假性囊肿约 60% 可自行吸收，部分假性囊肿可以自行与胆管、肠道相通从而达到自行缓解。单纯的假性囊肿形成不伴有症状者，可随访观察。但假性囊肿如果体积持续增大甚至出现压迫症状则需进一步治疗。

感染性坏死：ANC 和 WON 继发感染称为感染性坏死。当临床怀疑局部并发症继发感染时，如患者存在发热、腹痛及腹膜炎体征，或影像学见液体或坏死物内气体影，可无需穿刺针吸活检，即诊断继发感染；若证据不足，可考虑经皮 FNA，并行革兰染色和细菌培养，同时结合临床表现、超声、动态 CT、细菌学检查等情况综合判断。当考虑有感染性坏死存在时，可进一步外科干预。

42. 发病 4 周以上是手术的最佳时机

因坏死物质的存在持续刺激炎症反应，既往建议早期手术清除，认为尤其适用于并发器官衰竭的患者，可提高其生存机会，但手术死亡率可高达 50%～ 65%。大多数患者就诊时在发病 2 周以内，即处于急性反应期，全身炎症反应使患者处于一个脆弱期，手术创伤可加剧内环境紊乱，增加死亡危险。国内研究发现，发病 3～ 4 周时手术，比发病 1～ 2 周和发病 5 周以上时手术，在病死率、并发症发生率、重复手术次数上均有明显地降低。因为在发病 3～ 4 周时，APACHE Ⅱ评分、CRP 已明显下降，提示腹腔内感染已控制，此时感染坏死的组织已机化，坏死组织与剩下的健康组织分界基本清楚，可以一次性切除坏死组织。国外也有研究发现，早期手术比延迟手术，住院时间延长、并发症增加、病死率增加。随着近几年重症监护的飞速发展及药物治疗的巨大进展，现今对于 AP 患者的手术干预已达成广泛共识——在非手术治疗的基础上，尽可能延缓干预时间，发病 4 周以上为最佳时机。此时坏死组织已被包裹，可达到清除的目的，降低了术中出血、胰瘘、周围重要结构破坏的风险，减少了胰腺内分泌和外分泌功能的损伤。但是，如果在疾病早期出现腹腔室隔综合征、暴发性胰腺炎，病情急剧恶化，即使积极治疗仍出现器官衰竭，这样的情况仍需早期手术。

43. 微创手术是首选的手术方式

微创手术的提出被认为能够减轻对患者的物理创伤，但早期研究并未发现患者死亡率和并发症发生率的显著下降。随着腹膜后路径的出现，研究报道微创手术成功率上升至 60%～100%，死亡率仅为 0～27%，但这些研究的入选患者存在偏倚，无法与手术患者直接比较。同时微创手术也存在其局限性，多部位病灶的患者往往需面临多次手术。故目前对于微创手术仍建议在病程 4 周以后进行，并依据患者情况制定个体化手术方案。2010 年发表的 PANTER 研究提出了著名的"进阶式（step-up approach）"治疗方案。自此，急性胰腺炎的外科处理进入到以微创外科为主导、多种方式联合的多元化治疗模式。

胰腺假性囊肿的内镜治疗首先由 Baron 等于 1996 年报道，通过内镜将鼻胰引流管（管径通常为 10Fr）置入腹膜后，路径包括经胃和经十二指肠两种，成功率可达 80%，但由于其对操作技术要求较高，目前临床应用尚不广泛。传统手术已经极少被应用于假性囊肿，但胰头或胰体部的胰腺瘘管有时仍需要手术干预。内镜治疗技术也被应用于 WON 的患者，但其中 40% 患者引流后继发感染，且 45% 的患者出现了严重的并发症，如出血、胃穿孔等，目前开展较少，且缺乏多中心大样本数据。对胰腺感染性坏死的患者而言，约 30% 患者需面临胰瘘或胰管离断综合征的问题，因其严重影响患者治疗效果和生活质量。患者会面临反复腹腔积液、胰源性腹水、胰腺皮肤瘘管等多种长期并发症。在影像学引导下的经皮或内镜下经胃导管引流如果第一步实施 72h 后患者症状无明显改善，或因导管位置不当导致引流不充分，则需进行第 2 次引流，经皮穿刺置管引流可治愈 35% 的 SAP 患者。1998 年 Freeny 等首次报道了一系列采用 CT 引导下经皮穿刺引流治疗的感染性 AP 患者。经皮穿刺引流除能够引出感染的坏死物之外，还能通过大管径（28Fr）引流管进行积极的灌洗，可使 47% 的患者避免手术。对于有坏死合并感染积脓、一般情况较差的患者，在使用抗生素基础上，经 PCD 可部分缓解中毒和压迫症状，但由于管径及穿刺入路的限制，往往不能代替进一步的开放彻底清创手术。Mann 等在此基础上进一步探索出在大管径引流管基础上结合网篮、圈套等技术，86.2%（25/29）的患者治疗有效。尽管在介入治疗下，仍有约26%患者需要进一步行清创术或其他手术，但介入穿刺引流至少能够为手术争取更多的时机，尽可能地帮助患者平稳过渡至坏死物被完整包裹。如果第2次引流再经过72h，患者仍无临床症状改善，则需进行以视频辅助下腹膜后清创术（video-assisted retroperitoneal debridement，VARD）为代表的微创外科手术。微创手术主要包括小切口手术、视频辅助手术（腹腔镜、肾镜等）。Femdndezdel认为：这些新的微创术式，缺乏对照研究的结果，且与传统开放手术比较，其临床积累的患者例数有限，纳入研究的患者的异质性也影响研究的可靠性。但微创手术的损伤最小化原则可以使部分坏死性胰腺炎患者获益。

进行微创手术后，如果患者症状仍无改善，需要开腹行坏死组织清除术。开放胰腺坏死组织清除术的术式有多种，各种术式死亡率报道差异较大，尚无研究可证实哪种方式更优。最近有单中心报道手术死亡率＜10%。总体而言，倾向于单次确定性手术方式的死亡率较低。早在1985年，Warshaw和Jin报道的开放手术死亡率仅为5%，认为"更彻底地清创"就是其成功的经验之一。

在临床工作中，我们也一直以"进阶式"的治疗策略指导SAP治疗，以PCD作为治疗急性胰腺炎继发感染的首选。我们的经验是：①在CT引导下穿刺，选择经腹腔或腹膜后入路，避开重要组织器官，避免出血及肠管损伤的发生。严重腹膜后感染可使局部解剖关系发生明显变化，使得医师无法获得安全的穿刺入路而不得不放弃 PCD。②选择较大口径引流管，既可提高引流效果，还可利用粗口径引流管建立的窦道进行后期治疗。③保持引流管通畅，引流管建立的窦道对后续治疗十分重要，需防止引流管脱落。④必要时复查 CT，若引流效果不佳或出现新的积液，可考虑多次更新置管。PCD 成功的标志是术后 1 ～ 2 周内胰周积液量减少 > 75%。如病情进展或引流失败，应及时转为 VARD。VARD 使用的视频辅助设备主要包括腹腔镜、内镜及肾镜。操作建议：①肾镜治疗多需经 PCD 引流形成的窦道进行，因此，位置良好的 PCD 引流是进行肾镜清创的前提。PCD 治疗时应选择短而直的路径并尽量使用大口径引流管。②肾镜可以有效引导放置脓肿引流，但清创效果不理想。肾镜操作仅有一个平行视野的操作孔且直径有限，无法将大块坏死组织经此取出。③后腹腔镜的清创效果优于肾镜，且更易控制出血。后腹腔镜有 2 个操作孔，并可放置较大孔径的 Trocar（10 mm 甚至 12 mm），可取出较大块的坏死组织。在遇到术野出血时，后腹腔镜下止血手段多、效果好，如超声刀、Ligasure、钛夹、hemolock 等。④后腹腔镜可使用腹腔镜超声引导，避开腹膜后大血管并指示脓腔位置。⑤ VARD 治疗不强求彻底的清创，放置有效的引流是关键。强行清创可导致难以控制的出血。对 1 次手术无法彻底控制腹膜后感染者，可经引流管窦道再次手术。

Mouli 等对 12 项有关非手术方法治疗 SAP 继发感染的研究进行了 Meta 分析，其中 8 项研究入组了 324 例患者，均接受非手术治疗，治疗方式包括重症监护、抗生素、伴或不伴引流等；另外 4 项研究入组了 157 例患者，虽然也接受非手术疗法，但均采取了 PCD。在矫正了可能存在的偏倚后，Mouli 等证实非手术治疗在 64% 的患者中取得了成功。虽然 PCD 治疗能够帮助部分患者成功避免针对感染和坏死的手术，但是仍有部分患者需要行开腹手术。

我们的经验是：即使开腹手术，也要"微创化"，在保证手术效果的基础上，切口越小越好，恰当地使用腹腔镜和术中超声，协助清理深部坏死组织，减轻巨大创伤对患者的打击。关腹时，尽量将引流窦道和腹腔隔离开来，减少腹腔污染。

参考文献

1. Farthmann EH, Lausen M, Schöffel U.Indications for surgical treatment of acute pancreatitis.Hepatogastroenterology, 1993, 40 (6)：556-562.

2. Singer MV, Forssmann K.Non-surgical therapy of pancreatitis complications (pseudocyst, abscesses, stenoses).Schweiz Rundsch Med Prax, 1994, 83 (32)：865-869.

3. Diculescu M, Ciocîrlan M, Ciocîrlan M, et al.Predictive factors for pseudocysts and peripancreatic collections in acute pancreatitis.Rom J Gastroenterol, 2005, 14 (2)：129-134.

4. Mier J, León EL, Castillo A, et al.Early versus late necrosectomy in severe necrotizing pancreatitis.Am J Surg, 1997, 173 (2): 71-75.

5. Hartwig W, Maksan SM, Foitzik T, et al.Reduction in mortality with delayed surgical therapy of severe pancreatitis.J Gastrointest Surg, 2002, 6 (3): 481-487.

6. Alvi AR, Sheikh GM, Kazim SF.Delayed surgical therapy reduces mortality in patients with acute necrotizing pancreatitis.J Pak Med Assoc, 2011, 61 (10): 973-977.

7. Connor S, Ghaneh P, Raraty M, et al.Minimally invasive retroperitoneal pancreatic necrosectomy.Dig Surg, 2003, 20 (4): 270-277.

8. Castellanos G, Piñero A, Serrano A, et al.Infected pancreatic necrosis: translumbar approach and management with retroperitoneoscopy.Arch Surg, 2002, 137 (9): 1060-1063.

9. van Santvoort HC, Besselink MG, Bakker OJ, et al.A step-up approach or open necrosectomy for necrotizing pancreatitis.N Engl J Med, 2010, 362 (16): 1491-1502.

10. Baron TH, Thaggard WG, Morgan DE, et al.Endoscopic therapy for organized pancreatic necrosis.Gastroenterology, 1996, 111 (3): 755-764.

11. Werner J, Feuerbach S, Uhl W, et al.Management of acute pancreatitis: from surgery to interventional intensive care.Gut, 2005, 54 (3): 426-436.

12. Uomo G, Molino D, Visconti M, et al.The incidence of main pancreatic duct disruption in severe biliary pancreatitis.Am J Surg, 1998, 176 (1): 49-52.

13. Tenner S, Baillie J, DeWitt J, et al.American College of Gastroenterology

guideline: management of acute pancreatitis.Am J Gastroenterol, 2013, 108 (9)：1400-1415；1416.

14. Freeny PC, Hauptmann E, Althaus SJ, et al.Percutaneous CT-guided catheter drainage of infected acute necrotizing pancreatitis: techniques and results.AJR Am J Roentgenol, 1998, 170 (4)：969-975.

15. Endlicher E, Völk M, Feuerbach S, et al.Long-term follow-up of patients with necrotizing pancreatitis treated by percutaneous necrosectomy.Hepatogastroenterology, 2003, 50 (54)：2225-2228.

16. Mann S, Gmeinwieser J, Schmidt J, et al.Possibilities and limits of interventional therapy in necrotizing pancreatitis.Zentralbl Chir, 2001, 126 (1)：15-22.

17. van Santvoort HC, Bakker OJ, Bollen TL, et al.A conservative and minimally invasive approach to necrotizing pancreatitis improves outcome.Gastroenterology, 2011, 141 (4)：1254-1263.

18. Horvath K, Freeny P, Escallon J, et al.Safety and efficacy of video-assisted retroperitoneal debridement for infected pancreatic collections: a multicenter, prospective, single-arm phase 2 study.Arch Surg, 2010, 145 (9)：817-825.

19. Babu RY, Gupta R, Kang M, et al.Predictors of surgery in patients with severe acute pancreatitis managed by the step-up approach. Ann Surg, 2013, 257 (4)：737-750.

20. Fernández-del Castillo C.Open pancreatic necrosectomy: indications in the minimally invasive era. J Gastrointest Surg, 2011, 15 (7)：1089-1091.

21. Madenci AL，Michailidou M，Chiou G，et al.A contemporary series of patients undergoing open debridement for necrotizing pancreatitis. Am J Surg，2014，208（3）：324-331.

22. Gou S，Xiong J，Wu H，et al.Five-year cohort study of open pancreatic necrosectomy for necotizing pancreatitis suggests it is a safe and effective operation. J Gastrointest Surg，2013，17（9）：1634-1642.

23. Farkas G，Márton J，Mándi Y，et al.Surgical management and complex treatment of infected pancreatic necrosis: 18-year experience at a single center. J Gastrointest Surg，2006，10（2）：278-285.

24. Warshaw AL，Jin GL.Improved survival in 45 patients with pancreatic abscess. Ann Surg，1985，202（4）：408-417.

25. 李非. 重症急性胰腺炎继发感染的外科处理. 中国实用外科杂志，2012，32（7）：548-551.

26. Horvath K，Freeny P，Escallon J，et al.Safety and efficacy of video-assisted retroperitoneal debridement for infected pancreatic collections: a multicenter, prospective，single-arm phase 2 study. Arch Surg，2010，145（9）：817-825.

27. 曹锋，李嘉，李昂，等 . 视频辅助腹膜后清创术治疗重症急性胰腺炎继发感染 . 中华普通外科杂志，2015，30（1）：4-6.

28. Mouli VP，Sreenivas V，Garg PK. Efficacy of conservative treatment，without necrosectomy，for infected pancreatic necrosis: a systematic review and meta-analysis. Gastroenterology，2013，144（2）：333-340.

急性胰腺炎的病因学治疗

44. 急性胰腺炎发病率呈上升趋势，胆源性 AP 和高脂血症性 AP 人数逐年增多

急性胰腺炎是由各种诱因导致胰腺急性损伤，胰腺发生自身消化性的炎性反应性疾病。急性胰腺炎，特别是急性重症胰腺炎，常伴有多器官功能衰竭或胰腺坏死感染等全身或局部并发症，由于病情迁延时间长，治疗成本高，造成患者和社会巨大的医疗负担。AP 并发症发生率和病死率高，治疗效果不理想，虽经医务人员多年来不断地探索和尝试，目前依然缺乏非常有效的针对性的治疗手段，其中针对病因的治疗越来越多地引起了人们的重视。

近 40 年来，AP 发病率在全球呈上升趋势。每年 AP 新发病率 40 ~ 60/10 万人，胰腺炎已经成为消化系统疾病患者住院的最常见原因。有研究显示英国 20 年间 AP 发病率几乎增加了 1

倍，并发现这种增长趋势与肥胖发生率增高和饮酒人群数量增加有关。我们研究团队承担首发基金重点课题"北京地区急性胰腺炎病因变化趋势及对策的多中心研究"，组织北京地区首都医科大学宣武医院、附属北京朝阳医院、附属北京友谊医院，北京大学第一医院，北京大学人民医院，北京协和医院，北京市海淀医院和大兴医院 8 家综合性医疗机构，在 2010 到 2014 年连续 5 年的多中心研究中，收集了 2461 例 AP 患者，发现 AP 住院患者数量逐年增加，占比最多的病因为胆源性、高脂血症和酒精性因素，其中胆源性 AP 和高脂血症性 AP 人数逐年增多，这与我国近些年来胆石症和高脂血症患者人群基数的增加不无关系。

急性胰腺炎病因较多，病情变化复杂。目前认为主要的病因分类如下：

（1）胆源性 AP（biliary AP）：胆源性病因是 AP 最常见的病因，约占所有病因的 40% 以上。病因主要是胆石症，还包括胆道蛔虫和胆道异物、胰胆管解剖异常及 Oddi 括约肌功能障碍。发病机制主要是胰腺外分泌通道机械性梗阻，导致腺泡细胞的自身消化性损害。一般认为胆结石与肥胖显著相关，可能与胆源性 AP 多见于 50 ～ 60 岁女性患者有关。胆囊中直径 5mm 以下结石更容易进入胆总管，其诱发 AP 的风险明显，发病率可以增加 4 倍。对于明确的胆源性胰腺炎患者，通过内镜 EPCP 或外科手术的方法及时解除胆道和胰腺的梗阻，可以有效降低患者死亡率和局部并发症的发生率。如果内科治疗病情稳定后，住院同期或尽早进行胆囊切除手术，也可以有效降低胰腺炎的复发率。

（2）酒精性 AP（alcoholic AP）：酗酒是西方国家 AP 的主要病因之一，我国相对较少。酗酒者如果同时进食富含脂肪和蛋白的食物更易诱发急性胰腺炎，每日饮酒 100～150g 的人群在 6～10 年后有 10%～15% 会发生胰腺炎。目前认为酒精对胰腺的影响与摄入剂量密切相关，而与饮酒种类关系不大，长时间暴露于酒精的损害之下，会导致胰腺腺泡细胞潜在的炎症反应。多年持续过量的酒精对胰腺损伤的累积导致 AP 的发作，所以酒精性胰腺炎多见于中老年患者。

（3）高脂血症性 AP（hyperlipidemia AP）：1865 年 Speck 首次发现高甘油三酯血症可导致急性胰腺炎发作。高脂血症性 AP 是指血液中甘油三酯浓度 > 11.29mmol/L（1000mg/dl）而诱发的急性胰腺炎。高胆固醇血症并不诱发 AP，其临床表现与其他原因所致的急性胰腺炎没有明显差异。患者高甘油三酯血症的获得包括后天获得性高脂肪饮食、酗酒、肥胖、药物、外源性雌激素、代谢疾病及先天遗传等因素。通过饮食和药物治疗控制血甘油三酯浓度可有效预防急性胰腺炎复发。目前推荐控制血甘油三酯浓度低于 500mg/dl 作为预防胰腺炎复发患者的标准。

（4）其他因素：包括吸烟、创伤、医源性损伤、妊娠、自身免疫性疾病、家族遗传性疾病、克罗恩病、药物及毒素等少见病因。其中对吸烟损害研究的日渐深入，目前认为吸烟可以导致胰腺的严重损害，是导致 AP 发作的重要病因。最近一项包含 3690 患者和 400 000 对照人群的 Meta 分析发现，与非吸烟者相比，吸烟者急性胰腺炎的风险增加 50% ～ 70%。控制吸烟对 AP 的预防作用需要引起重视。没有发现任何病因的 AP 称为特发性胰腺炎。我们的研究发现去除明确的少见病因，特发性胰腺炎的比例可以降到 20% 以下，随着对 AP 各种病因的深入认识，特发性胰腺炎的比例会进一步下降，疾病很少没有原因而无故自发性发生，大多是我们认识水平还不足。只有对疾病病因明确，才能谈得上针对病因的治疗，达到标本兼治。

45. 急性胰腺炎病因治疗影响 AP 死亡率、并发症发生和疾病转归

众所周知轻型和重型 AP 死亡率差异明显，轻型 AP 死亡率低于 1%，而 SAP 死亡率研究报道高达 10% ～ 24%。我们在研究中同时发现轻型和重型 AP 患者病因学构成存在明显差异，胆源性、高脂血症、酒精病因和其他病因占比在轻型 AP 为 52%、16%、12% 和 20%，在 SAP 中占比 57%、8%、9% 和 26%。可见 SAP 患者更多见于胆源性胰腺炎患者和其他病因包括特发性胰腺炎患者。2000 年美国的研究报道急性胰腺炎的死亡率大约为 2.1%。我们的研究中发现 AP 住院患者死亡率 1.54%，胆源性、高脂血症、酒精病因和其他病因等不同病因死亡率分别为 1.38%、1.18%、2.03% 和 2.21%，其差异并没有统计学意义。为

什么与轻型 AP 相比，在 SAP 中占比更大的胆源性胰腺炎患者死亡率并没有明显增加，反而死亡率处于较低水平，从既往的历史研究上看胆源性 AP 死亡率也在逐渐降低，我们认为可能的机制在于这类患者明确病因后往往得到了及时的有针对性并有效的病因学治疗，减少了并发症的发生从而使患者受益。Yadav D 等通过系统性回顾研究也发现在 AP 发病过程中，病因学治疗可以有效降低患者死亡率，包括对于胆源性胰腺炎患者有效解除胆道梗阻的治疗和对于高脂血症性胰腺炎患者及时快速地降低血甘油三酯的浓度到正常水平。同样有效的治疗措施还包括重症监护、并发症的干预和对轻型胰腺炎病情进展的严密观察。我们在临床实践中发现，在疾病早期进行及时有效和针对性病因学治疗，对于降低早期患者死亡率、向 SAP 进展和减少局部并发症的发生有着重要意义，治疗往往达到事半功倍的效果。而在 AP 后期更多治疗重点是局部并发症的治疗和预防 AP 的复发，以及对进展为慢性胰腺炎的控制。

病因学处理在 AP 转归发展中的另一个重要作用是避免胰腺炎的复发，Lankisch PG 等 20 年间的研究发现 AP 复发率高达16.5%，不同病因一年复发率分别为 5.3%（酒精性 AP）、1.5%（胆源性 AP）、1.9%（高脂血症性胰腺炎）和 0.6%（其他病因）。Dhiraj 等也发现酒精性 AP 患者继续暴露在饮酒和吸烟的环境下，其复发率明显增高。我们的研究发现我国严重酗酒患者较少，但高脂血症性胰腺炎复发率与其他病因相比明显的增高。胆源性胰腺炎患者早期进行胆囊切除有效降低其复发的观念已经被人们广泛接受，而对高脂血症的有效控制可预防 AP 复发的理念并没有引起人们同样的重视。以上研究可见，病因的控制是治疗和预防 AP 复发的重要环节。

传统观念认为急性胰腺炎和慢性胰腺炎（chronic pancreatitis，CP）是各自独立的疾病。1984 年第二届国际胰腺炎分类会议还认为 AP 很少转归为 CP。但随着人们认识的深入，研究发现 AP 后 CP 发病率明显升高。新的 SAPE 理论认为急性胰腺炎和慢性胰腺炎是病程连续的统一体。这种理论假定首次发作的胰腺炎导致胰腺炎症反应，如果炎症持续存在可以引起 CP 的发生，这提示胰腺损伤可以归因于 AP 反复发作或 AP 后慢性持续性胰腺损伤。Sharanya J 等对 14 个研究 8492 例急性胰腺炎患者进行 Meta 分析发现，AP 中转归为复发性胰腺炎患者高达 22%，转归为 CP 比例高达 10%（不同研究在 4% ～ 19%），远远高于正常人群。其中胆石症、高脂血症和酗酒的控制不佳，可能是导致胰腺慢性损害的主要因素。在临床实践中一些慢性胰腺炎患者同时存在多次急性胰腺炎发作病史，其内在机制有待我们进一步深入研究，但针对病因学的治疗是临床治疗中必不可少的内容。

46. 急性胰腺炎病因具有地区性差异和随时代变迁的特点

急性胰腺炎病因分布因地域不同而存在差异，病因构成随着时代的变迁而发生变化。西方传统研究认为急性胰腺炎最主要的病因是以胆道疾病和酒精为主，这两种因素各自所占比例则依人群、种族、经济卫生情况不同而差异明显，导致各国 AP 发病病因的构成比差异较大。虽然同在欧洲，意大利 AP 病因以胆石症为主，而瑞士、荷兰等国家酒精性病因比例很高。这种差异可能与北欧国家处于寒冷的气候带上，存在大量饮酒人群有关。

我国多个研究都发现，胆源性 AP 一直是我国 AP 的主要病因，但随着我国人民生活水平的提高，高脂血症所致急性胰腺炎比例呈现出逐年上升趋势，病因占比达到 6% ～ 38%。我们在 5 年间 AP 多中心研究中发现，在北京地区 AP 的病因分析显示胆源性 AP（1372，55.75%）依然是最主要病因，但高脂血症 AP（255，10.36%）占比目前已经超过酒精性 AP（246，10%），成为 AP 的第二大病因。联系到我国近年来高脂血症患者人群的快速扩张，未来高脂血症性胰腺炎将成为我国 AP 治疗中需要重点关注的问题。

急性胰腺炎病因具有地区性差异可能还有更加深层次的原因，是否存在不同人种 AP 易感基因的差异？同样暴露于酒精或高脂血症的危险因素之下，不同患者是否发生 AP，AP 是否进展为 SAP 和发生并发症，以及对同样治疗表现出不同效果，这些明显的个体性差异，需要更加深入地进行基因学基础研究。任何疾病的发生发展都是内因基础与外在诱因共同作用的结果。

47.AP 病因的基因学基础研究和临床精准治疗具有发展前景

任何疾病发生发展过程中都有遗传基因学基础。随着基因测序技术和分子生物学技术的发展，人们认识到疾病发生发展过程中，个体遗传因素发挥着重要作用。不仅基因突变会引起遗传性疾病，基因多态性也会导致疾病遗传易感性的差异。暴露于相同的危险因素下，不同个体疾病的发生、发展、严重程度、转归、预后也不同。深入个体疾病的基因学基础研究，对明确疾病发病机制、制定精准治疗策略、研发针对性药物和预后评估，具有重要意义。随着急性胰腺炎病因学研究和发病机制研究的深入，人们越来越深入地认识到遗传因素在急性胰腺炎发生、发展和转归过程中的重要性。

急性胰腺炎与多重基因相关。刘央央等收集我国 SAP 患者与健康体检者外周血单个核细胞样本，采用基因表达谱芯片检测分析，发现 SAP 与健康体检者比较，2 倍以上的差异表达基因共有 2574 个，通过交集分析，筛选出 SAP 相关的显著性差异基因 413 个，包括生物过程、分子功能、细胞组分三大种类基因，为进一步 AP 基因分类研究做了初步探索。Koziel D 等对比 AP 患者和正常人 DNA 样本基因多态性发现，*SPINK1* 基因 PN34S 的变异患者具有 AP 的易感性，特别是在酗酒患者中更加明显，并且与 AP 病情进展的严重程度相关。

急性胰腺炎相关的基因具有种族人群特异性，在不同的种群中呈现不同的突变热点或突变区域，相同肤色人种存在较为相似的突变形式和临床表现。回顾国外及国内汉族胰腺炎患者 DNA 基因突变的研究中发现：AP 相关的 *PRSS1* 基因在欧美国家主要为 R122H 和 N29I 两种突变形式，而在亚洲人群中则是以 A121T 和 C139S 突变为主。我国汉族人群研究发现 *PRSS1* 杂合突变多见。南亚人种如印度胰腺炎人群的基因遗传背景则存在着显著性差异，很少发现 *PRSS1* 突变。而在北美和西欧人群中 *CFTR* 基因突变报道更多。欧洲发病病因以酒精性为主的胰腺炎患者人群中，有遗传基因变异背景的占 8.9%，并以 *SPINK1* 基因突变为主。

基因基础的个体化导致机体对外在诱因反应不同、病情进展多样和治疗效果的差异，目前 AP 基础研究的重点在于进一步明确特定种族人群、特定疾病、特定病因及特定疾病发生发展转归等相关基因基础，从而为临床个体化和精准化治疗提供理论依据和实验基础，达到内外兼修，标本兼职。通过对 AP 基因学的基础和外来诱因的作用进一步深入研究，开展基因学水平的精准治疗和针对高危人群的预防、早诊早治、重症监护和并发症处理是未来 AP 临床治疗发展的方向。

参考文献

1. 郑亚民，李嘉，李昂，等 . 急性胰腺炎病因学变化趋势和对策的研究进展 .

医学研究杂志，2011，40（4）：140-143.

2. Zheng Y，Zhou Z，Li H，et al.A multicenter study on etiology of acute pancreatitis in Beijing during 5 years. Pancreas，2015，44（3）：409-414.

3. Hazra N，Gulliford M.Evaluating pancreatitis in primary care: a population-based cohort study. Br J Gen Pract，2014，64（622）：e295-301.

4. Pandol SJ，Lugea A，Mareninova OA，et al.Investigating the pathobiology of alcoholic pancreatitis. Alcohol Clin Exp Res，2011，35（5）：830-837.

5. Diehl AK，Holleman DR Jr，Chapman JB，et al.Gallstone size and risk of pancreatitis. Arch Intern Med，1997，157（15）：1674-1678.

6. Venneman NG，Buskens E，Besselink MG，et al.Small gallstones are associated with increased risk of acute pancreatitis: potential benefits of prophylactic cholecystectomy？ Am J Gastroenterol，2005，100（11）：2540-2550.

7. Gurusamy KS，Nagendran M，Davidson BR. Early versus delayed laparoscopic cholecystectomy for acute gallstone pancreatitis.Cochrane Database of Systematic Reviews，2013，9：CD010326.

8. Singer MV，Gyr K，Sarles H.Revised classification of pancreatitis. Report of the Second International Symposium on the Classification of Pancreatitis in Marseille，France，March 28-30，1984. Gastroenterology，1985，89（3）：683-685.

9. Sankaran SJ，Xiao AY，Wu LM，et al.Frequency of progression from acute to chronic pancreatitis and risk factors: a meta-analysis. Gastroenterology，2015，149（6）：1490-1500.e1.

10. Morris S，Gurusamy KS，Patel N，et al.Cost-effectiveness of early

laparoscopic cholecystectomy for mild acute gallstone pancreatitis. Br J Surg，2014，101（7）：828-835.

11. Yen S，Hsieh CC，MacMahon B.Consumption of alcohol and tobacco and other risk factors for pancreatitis. Am J Epidemiol，1982，116（3）：407-414.

12. Sun X，Huang X，Zhao R，et al. Meta-analysis: Tobacco smoking may enhance the risk of acute pancreatitis. Pancreatology，2015，15（3）：286-294.

13. Yadav D，Lowenfels AB.Trends in the epidemiology of the first attack of acute pancreatitis: a systematic review. Pancreas，2006，33（4）：323-330.

14. Lankisch PG，Breuer N，Bruns A，et al.Natural history of acute pancreatitis: a long-term population-based study. Am J Gastroenterol，2009，104（11）：2797-2805；quiz 2806.

15. Koziel D，Gluszek S，Kowalik A，et al.Genetic mutations in SPINK1，CFTR，CTRC genes in acute pancreatitis. BMC Gastroenterol，2015，15:70.

16. 刘央央.急性胰腺炎患者血浆 DNA 定量分析和基因表达谱研究.江苏：苏州大学，2011.

17. 杨福坤，吴文红，刘奇才，等.胰腺炎发病的基因遗传背景在不同种族中的表现形式.胃肠病学和肝病学杂志，2009，18（8）：708-710.

出版者后记
Postscript

1 年时间，365 个日夜，300 位权威专家对每本书每个细节的精雕细琢，终于，我们怀着忐忑的心情迎来了《中国医学临床百家》丛书的出版。我们科学技术文献出版社自 1973 年成立即开始出版医学图书，40 余年来，医学图书的内容和出版形式都发生了很大变化，这些无一不与医学的发展和进步相关。

近几年，中国的临床医学有了很大的发展，在国际医学领域也开始崭露头角。以北京天坛医院牵头的 CHANCE 研究成果改写美国脑血管病二级预防指南为标志，中国一批临床专家的科研成果正在走向世界。但是，这些权威临床专家的科研成果多数首先发表在国外期刊上，之后才在国内期刊、会议中展现。如果出版专著，又为多人合著，专家个人的观点和成果精华被稀释。

为改变这种零落的展现方式，作为科技部所属的唯一一家出版机构，我们有责任为中国的临床医生提供一个系统展示临床研究成果的舞台。为此，我们策划出版了这套高端医学专著——《中国医学临床百家》丛书。"百家"既指临床各学科的权威专家，也取百家争鸣之义。

丛书中每一本书阐述一种疾病的最新研究成果及专家观点，按年度持续出版，强调医学知识的权威性和时效性，以期细致、连续、全面展示我国临床医学的发展历程。与其他医学专著相比，本丛书具有出版周期短、持续性强、主题突出、内容精练、阅读体验佳等特点。在图书出版的同时，同步通过万方数据库等互联网平台进入全国的医院，让各级临床医师和医学科研人员通过数据库检索到专家观点，并能迅速在临床实践中得以应用。

在与专家们沟通过程中，他们对丛书出版的高度认可给了我们坚定的信心。北京协和医院邱贵兴院士表示"这个项目是出版界的创新……项目持续开展下去，对促进中国临床学科的发展能起到很大作用"。北京大学第一医院霍勇教授认为"百家丛书很有意义"。复旦大学附属华山医院毛颖教授说"中国医学临床百家给了我们一个深度阐释和抒发观点的平台，我愿意将我的学术观点通过这个平台展示出来"。我们感谢这么多临床专家积极参与本丛书的写作，他们在深夜里的奋笔，感动着我们，鼓舞着我们，这是对本丛书的巨大支持，也是对我们出版工作的肯定，我们由衷地感谢！

在传统媒体与新兴媒体相融合的今天，打造好这套在互联网时代出版与传播的高端医学专著，为临床科研成果的快速转化服务，为中国临床医学的创新及临床医师诊疗水平的提升服务，我们一直在努力！

科学技术文献出版社